国立大学教授・ひざの世界的名医が教える

運動を頑張らなくても

ひざ痛が

変形性膝関節症

よくなる

1分ほぐし大全

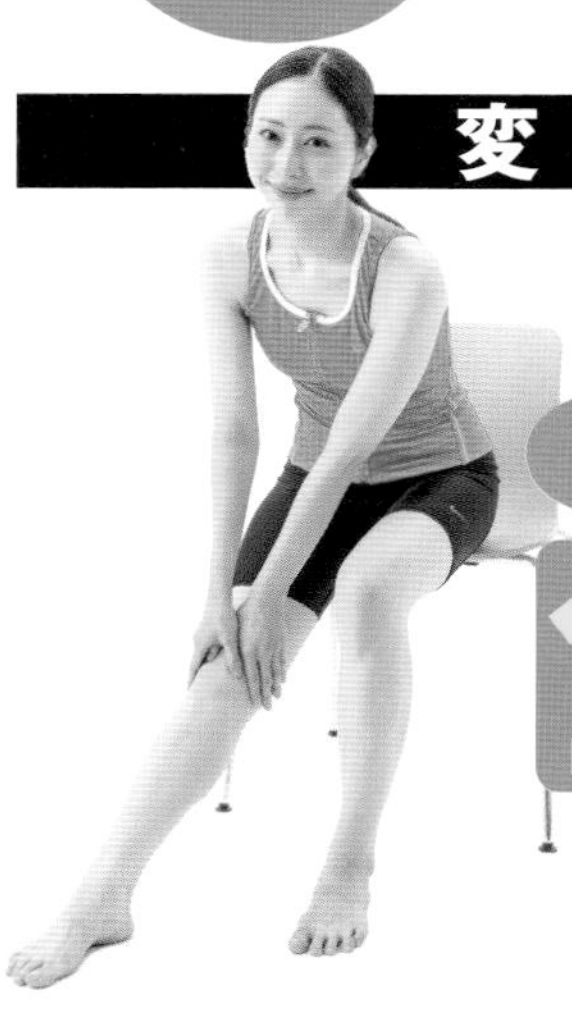

東京医科歯科大学大学院運動器外科学（整形外科）教授

古賀英之

文響社

はじめに

私が勤務する東京医科歯科大学病院には、全国の整形外科からの紹介で、ひざ痛を訴える手術希望の患者さんが多数訪れます。そんな患者さんの多くが、ひざを体重や衝撃から守ってくれている**「関節軟骨」**や**「半月板」**が極度にすり減っている重度あるいは末期の**「変形性膝《ひざ》関節症」**で、**「人工関節手術」**を余儀なくされている方々です。

そんな患者さんにお会いするたび、「ここまで病状を悪化・進行させる前にもっと早く手を打てれば、軟骨のすり減りを抑えて関節の変形を防ぐことができ、大掛かりな人工関節手術を受けなくてもすんだのに」と悔やまれます。

そこで思い立ったのが、本書の執筆です。最先端の知識を一人でも多くの方々に知ってもらうことで、今考えうる最善の対策を講じて変形性膝関節症の悪化・進行を防いでほしいのです。

ごく最近まで、ひざ痛の治療といえば、鎮痛薬や物理療法、関節内注射などの保存療法（手術以外の治療法）で痛みや腫《は》れなどの症状をコントロールすることが中心で、ひざの変形が進んで

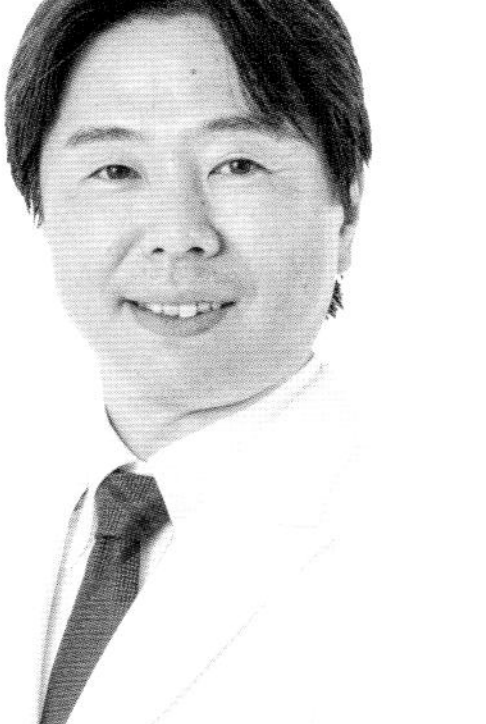

Joint Surgery and Sports Medicine H.Koga,MD

関節軟骨や半月板がすり減って末期に至ったら、人工関節に取り換える手術を受ければいい、というのが一般的な考え方でした。ともすると、現在も、こうした考えに基づいて治療が行われていることが多いかもしれません。

確かに、人工関節手術は高度に発展しており、手術を受ければ痛みは劇的に取れます。

しかし、

・運動制限が必要になる
・正座ができなくなることがある
・耐用年数が15～25年で、再手術を要することもある
・術後感染を生じると良好な結果が得られにくい
・治療費が高額となる

などの難点もあり、**人工関節手術はあくまで最終手段**と考えるべきものです。

そうしたこともあり、現在では、治療の常識が大きく変わり、本書でくわしく紹介するような**「運動療法」**や、**「半月板修復術」「骨切《こつ》り術」**などの**「関節温存手術」**を駆使することにより、**生涯を通じて、自前《じまえ》の関節軟骨や半月板を温存し、本来のひざ関節の機能を保つという点に、治療の主眼が置かれるように変わってきている**のです。つまり、症状を抑えることばかりに終始してひざ関節の変形や進行を放置するのではなく、**早いうちから軟骨のすり減り自体を防ぐこと**

が、**治療の主たる目的に変わってきた**わけです。

そのために重要な考え方が、**日常生活の中で、ひざ関節への過剰な負担、偏った負担をいかに減らすか**です。ひざが元気なときはあまり気づきませんが、立つときも座るときも、階段や坂道を上り下りするときも、ひざには大きな負担がかかっています。その負担は体重の何倍にも及びます。ひざ痛を訴えて受診すると、多くの方が「体重を減らすように」と指導されるのは、ひざの負担を減らす目的にほかなりません。

体重を減らすことは確かにひざの負担を軽減することになるとはいえ、それだけではひざは守れません。同じ年齢、同じ体重でも**ひざ痛になる人とならない人**がいます。その違いには、遺伝的要因に加えて、**日常生活での長年にわたる「ひざの使い方・動かし方」**に問題のあるケースがほとんどです。

ひざの正しい使い方・動かし方を学んでこれを少し変えるだけで、ひざへの過剰な負担は軽減し、大事な軟骨を守ることができるのです。その方法にはさまざまなものがありますが、日常生活で特に重要なのが、

❶ひざのお皿（膝蓋骨《しつがいこつ》）の動きをよくすること

❷ひざをピンと伸ばせるようになること

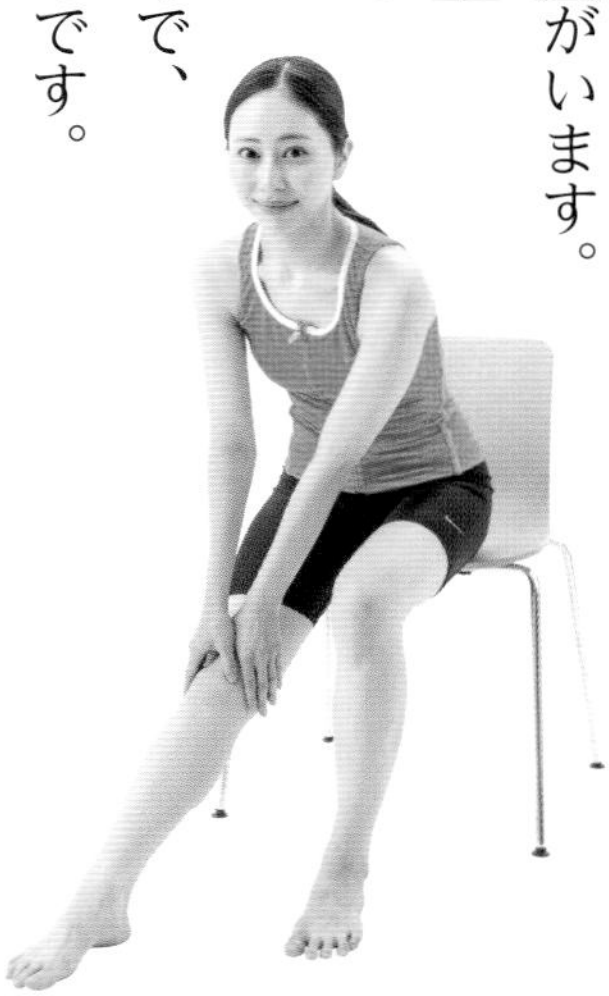

③軟骨がすり減るひざの横ブレ現象「スラスト」を防ぐこと

の3つです。

これらのことを本書に記した方法で心がけるだけでも、ひざのつらい痛みが減って曲げ伸ばしや歩行がらくになり、力強く歩けるようになる変化を感じていただけるはずです。

本書では、そのための具体的な方法を**「1分ほぐし」**と題して、図解をまじえながらくわしく紹介していきます。

今ある痛みはどんな痛みか、ご自身でよく見定めて、痛み方に応じた対策をうまく講じられるようになると、**数十分、数時間、数日、数週間、数ヵ月と時間がたつごとに、症状が軽くなってくることを実感できる**でしょう。

また、本書では、**中・長期的に、ひざ痛の悪化・再発を防ぐ方法**も豊富に掲載しています。知らず知らずのうちにひざ痛を招いた悪しき習慣に気づき、これをみずから正してひざへの偏った負担を軽減することで、変形性膝関節症の進行やひざ痛の再発は十分に防ぐことができます。

大切なのは、早く気づいて、早く始めることです。そうすることが、何歳になっても自前のひざで痛みなく元気に歩きつづけていくことへの大きな助けとなります。

東京医科歯科大学大学院運動器外科学（整形外科）教授　古賀英之

目次

第1章

アスファルト・階段・段差で ズキン！ 寝ても覚めても 鈍痛が消えない！ 腫れて水がたまる！ 2500万人が悩む ひざ痛は、 なんと 大半が自分で 改善できる！

ひざ痛の最大原因「変形性膝関節症」が2500万人に増え、要介護リスク6倍、認知症リスク4倍の大問題

ひざの痛みのおよそ9割は**「変形性膝《ひざ》関節症」**が原因と考えられています。変形性膝関節症は、名前のとおり、ひざ関節の変形が原因で**痛みや腫《は》れ**が起こる病気です。

このうち、ひざにくり返し負担がかかることから関節の軟骨組織が変性し、関節が徐々に変形して症状が現れるものを「一次性」といいます。一方、明らかな原因疾患《しっかん》（ケガ、感染症、リウマチなど）があって発症するものを「二次性」といいます。変形性膝関節症のほとんどは原因となる病気がなく、**関節の軟骨が長い時間をかけてすり減り、変形が少しずつ進む**一次性です。

ひざをX線（レントゲン）で撮影すると異常が見つかる人は約2500万人、そのうちひざに痛みなどの症状がある人は約800万人といわれます。

厚生労働省の調査によれば、**変形性膝関節症になると、将来、要介護状態になるリスクが約6倍に上昇**します。**認知症を発症するリスクが約4倍**になるという報告もあ

ります。これは、変形性膝関節症が**「ロコモティブシンドローム（ロコモ）」**の主要な疾患の一つであることが関係しています。

ロコモとは、運動器（骨・関節・筋肉・神経など体を動かすための器官）の障害によって、立ち歩いて移動するための機能が低下した状態で、ＱＯＬ（生活の質）の低下を招く大きな要因です。「ひざの痛み」→「立ち歩きがつらい」→「ロコモ」→「要介護状態・認知症発症」という経過をたどる危険性が高い変形性膝関節症は、決してあなどれない大問題です。

平均寿命と健康寿命の差

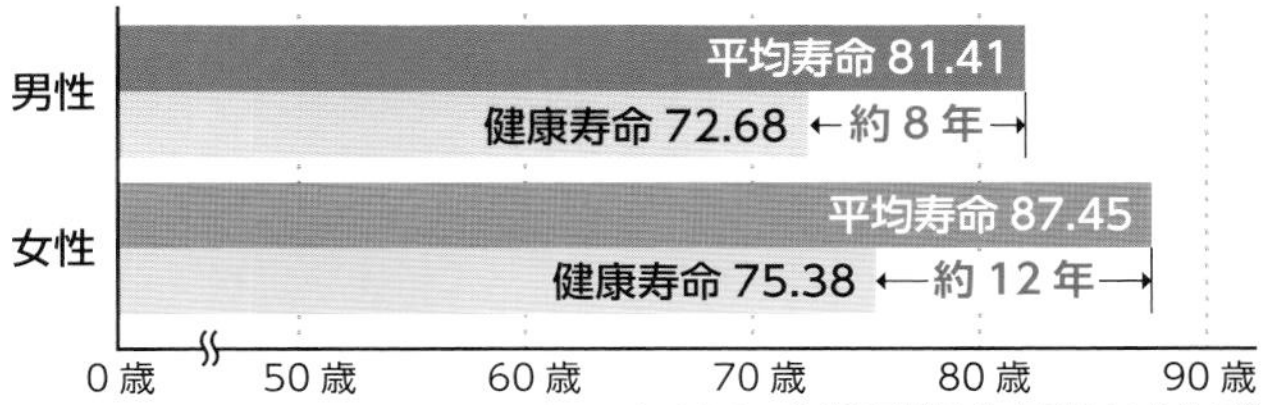

（内閣府「令和４年版高齢社会白書」から作成）

日本は今5人に1人が65歳以上という超高齢社会です。厚生労働省の２０１９年の調査で、平均寿命は男性で約81歳、女性で約87歳となっています。ところが「健康寿命（健康上の問題で日常生活が制限されることなく自立して暮らせる期間）」は、男性で約73歳、女性で約75歳。平均寿命との間にそれぞれ約8年、約12年の開きがあります。つまり、約8～12年間、介護を必要とする不自由な日常生活が続くことになるのです。

ロコモは、この健康寿命の長さに大きな影響を与えます。**ひざ痛の症状が軽いうちからひざへの負担を減らし、ひざをいたわることは、自分の足で生涯思いどおりに動ける生活を実現することにつながります。**

ひざは立ち歩くとき体の数倍の重みと地面からの衝撃にさらされ負担に耐えている二足歩行の人間の弱点

人体にある約260ヵ所の関節のうち、下半身の股《こ》関節・ひざ関節・足関節は、体重を支える役割を担う「荷重関節」に分類されます。中でもひざは、人体最大の関節であると同時に、「体重を支えながら動く」という重要な役割を果たしています。

四足歩行の動物では4本の足に分散されていた体重が、二足歩行を始めた人間では2本の足に集中するようになりました。左右2ヵ所のひざは体重を支えるだけでなく、歩いたり動いたりするたびに地面から伝わる衝撃にも耐えなければなりません。また、ひざは可動域が広くて動かす場面が多いうえ、股関節と足関節の間にあって両者の動きの影響を受け、構造的に不安定になりやすい関節でもあります。ひざはまさに、二足歩行の人間の大きな弱点ともいえるでしょう。

ひざにかかる負担は、立って静止しているだけなら体重とほぼ同じですが、体を動かすとさらに大きくなります。歩くときや、イスから立ち上がったり座ったりすると

さまざまな動作でひざ関節にかかる負担*

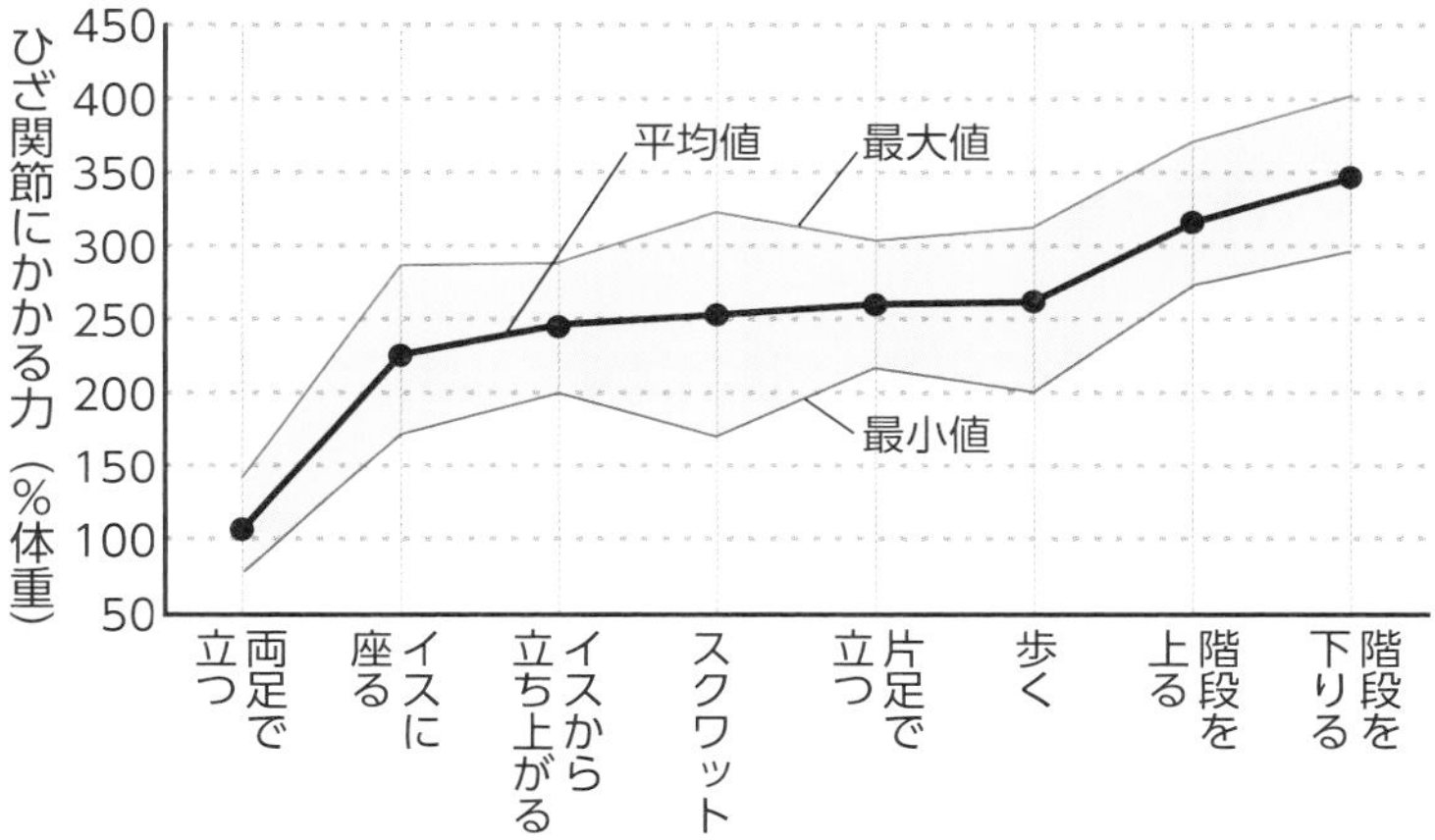

きには、体重の2～3倍の負担がかかります。階段を上ったり下りたりするときはさらに大きくなり、体重の約3～4倍もの負担がかかり、体重が60キロの人では、なんと180～240キロを片側のひざで支えていることになります（グラフ参照）。特別に激しいスポーツや重労働をしなくても、ひざには日常的に、そして、無意識のうちに、大きな負担がかかっているのです。

このような負担にいつも耐えているひざ関節は疲れやすく、日々、小さな炎症を起こしては修復されることをくり返しています。ただ、これが長年続くと、ある日限界が訪れ、**強い炎症に見舞われ、ひざに痛みや腫《は》れ、こわばりを感じる**ことになります。これを予防するには、毎日負担に耐えているひざをもっといたわり、**ひざになるべく負担のかからない体の動かし方を身につけることが必要**です。そうすることで、**ひざ関節の変形を予防できるのと同時に、今あるひざ痛も軽減させることが可能**です。

＊Kutzner I, et al:Bergmann G. Loading of the knee joint during activities of daily living measured in vivo in five subjects. J Biomech. 2010;43(11):2164-73. より引用・改変

ひざは太もも・すね・お皿の3つの骨からなり人体で負担が最も大きく不安定な関節で、痛み・変形の超多発部位

ひざ関節は**大腿骨**《だいたいこつ》（太ももの骨）・**脛骨**《けいこつ》（すねの骨）・**膝蓋骨**《しつがいこつ》（ひざのお皿）の**3つの骨**から構成される、人体で最も大きな関節です。脛骨と大腿骨がちょうつがいのように動いて、ひざを曲げ伸ばしすることができます。ひざの前面にある膝蓋骨は文字どおりひざ関節を覆う「蓋《ふた》」のような形で、前面からの力に対して関節を守ります。同時に、太もも前面にある筋肉と脛骨前面をつなぐ腱《けん》（筋肉と骨をつなぐ丈夫な線維組織）の間で、筋肉の力を脛骨に効率よく伝えるための、滑車のような働きもしています。

ひざ関節は体の重みを支える「荷重関節」で、非常に大きな負担がかかりますが、骨どうしはがっち

ひざの骨の構造

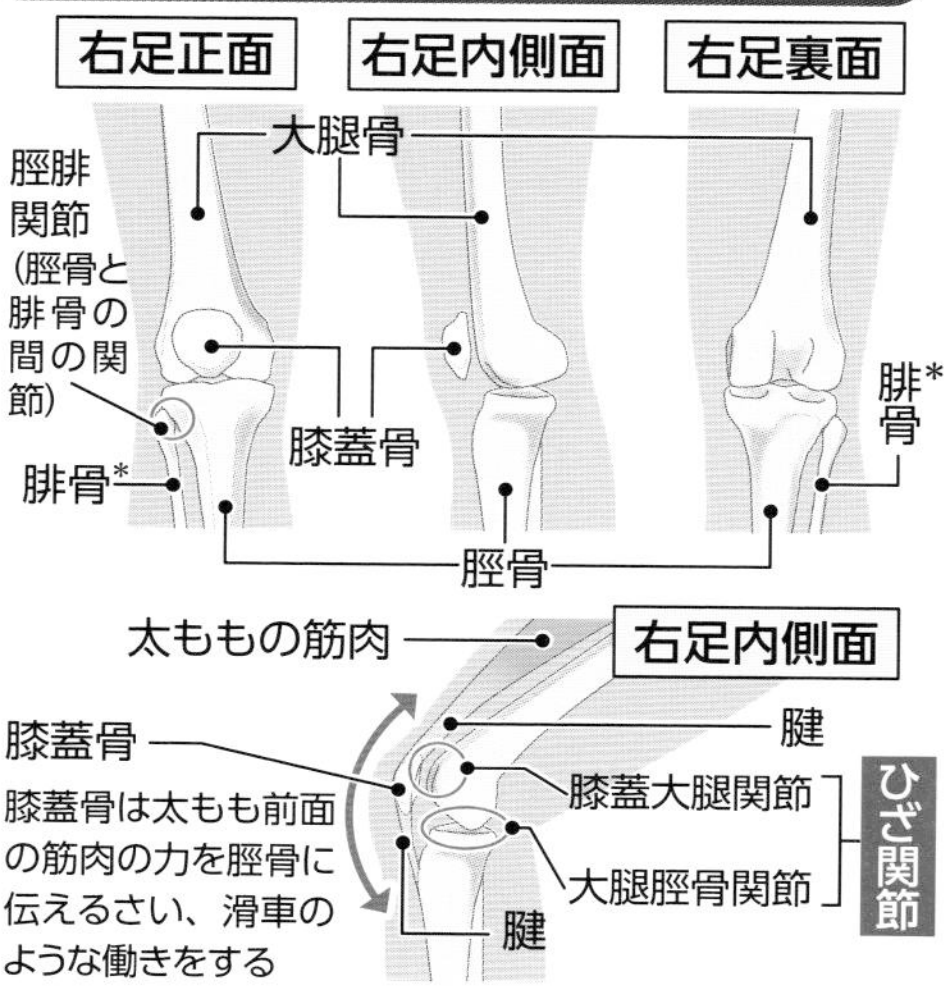

＊腓骨はひざ関節には含まれないが、太もも裏の大腿二頭筋（ハムストリングスの1つ。18ページ参照）とつながり、ひざを曲げる動きに関係する。

ジョイント・バイ・ジョイント・セオリー

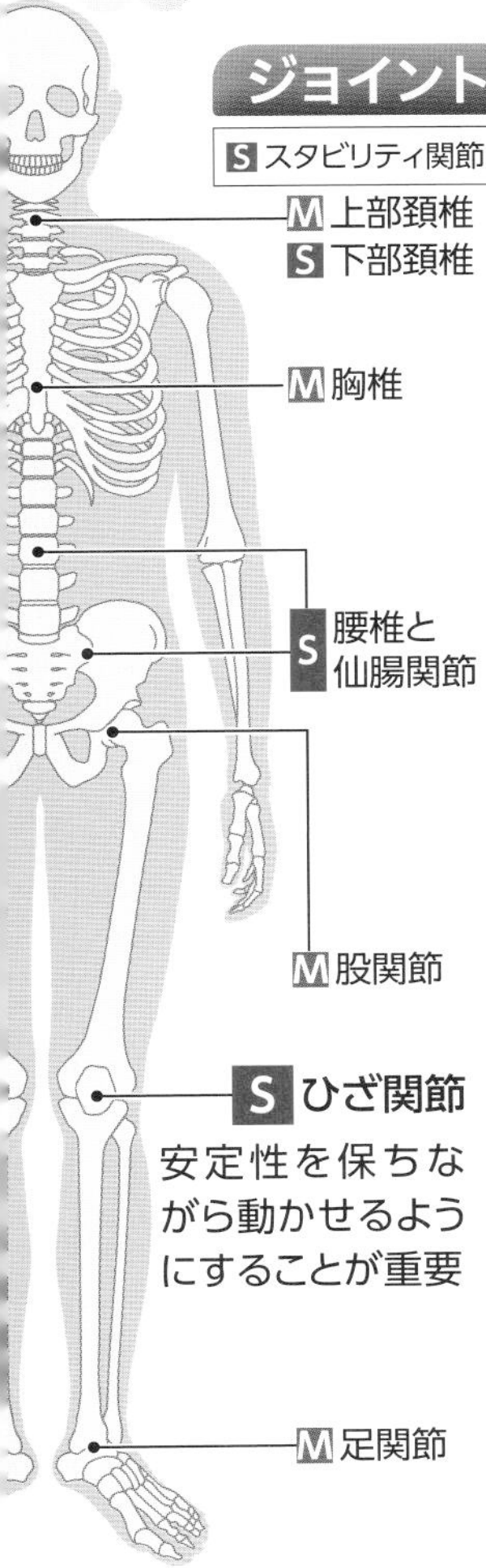

りかみ合っているわけではないので、**不安定になりやすい**という問題点があります。そのためひざ関節には変形が起こりやすく、それがもとで痛みが多発します。

ひざ関節を安定させ、変形や痛みを予防・改善するために役立つ考え方に、スポーツ医学で提唱される**「ジョイント・バイ・ジョイント・セオリー」**があります。体の主な関節には**安定性が必要な関節（スタビリティ関節）**と**可動性が必要な関節（モビリティ関節）**があって、交互に隣り合うよう構成されており、各関節が役割を果たしながら特性をうまく補い合えば、体に余計な負担をかけない動きが実現するという考え方です。ジョイント・バイ・ジョイント・セオリーでは、**ひざ関節は、安定性が必要なスタビリティ関節**に分類されます（図参照）。

ただし、「安定＝固定」ではないことに注意してください。痛いからといって安静にして動かさないでいると、ひざの可動域（関節を動かせる範囲）は狭まり、痛みも重症化するいっぽうです。各関節を連携しつつ動かすことで、ひざ関節にばかり負担がかからない体づくりをしましょう。これによりひざ痛の予防や改善が可能になります。

ひざは滑膜、膝蓋腱、膝蓋下脂肪体、お皿の内側・外側の靭帯・筋肉など極めて敏感な神経組織が集まる痛みの巣窟

ひざ関節には骨以外にもさまざまな組織（軟部組織）があります。ひざを動かす筋肉は腱《けん》で骨に接続し、**ひざを伸ばす動きは主に太もも表側の「大腿四頭筋《だいたいしとうきん》」、曲げる動きは太もも裏側の「ハムストリングス」という筋肉群が担っています。**

大腿骨（太ももの骨）と脛骨《けいこつ》（すねの骨）が向き合う骨の表面にはツルツルした**「関節軟骨」**があり、関節の滑りをよくしています。さらに、大腿骨と脛骨の間には半月のような形をした**「半月板」**という軟骨がひざの内側と外側に1枚ずつあり、衝撃を吸収したり、関節にかかる負担を分散して関節のブレを抑えたりしてくれています。

大腿骨と脛骨は、4本の靭帯《じんたい》（骨と骨をつなぐ丈夫な線維組織）でつながれています。ひざの両側面には**「内側側副《ないそくそくふく》靭帯」**と**「外側側副《がいそくそくふく》靭帯」**があり、ひざ関節が左右にゆれるのを防いでいます。関節の中央で前後から交差するように大腿骨と脛骨をつなぐ**「前《ぜん》十字靭帯」**と**「後《こう》十字靭帯」**は、ひざの前後のゆれを防いでいます。

ひざ関節の軟部組織

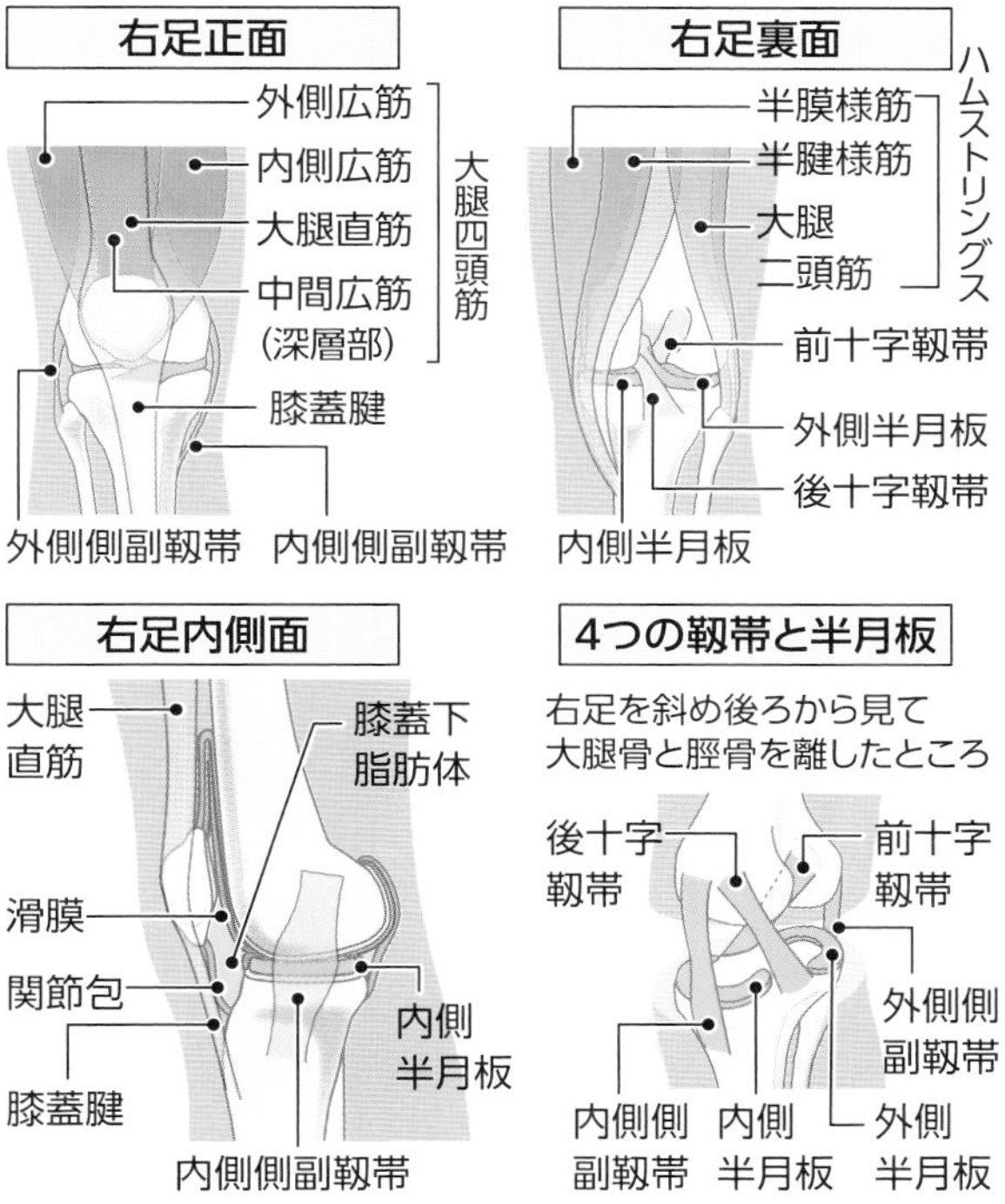

ひざ関節全体は**「関節包《ほう》」**という結合組織で包まれて保護されており、内部は関節包内側の**「滑膜《かつまく》」**から分泌《ぶんぴつ》される**「滑液《かつえき》」**という粘りけのある液体で満たされています。滑液は骨どうしの摩擦を軽くし、関節の動きを滑らかにする潤滑油の働きをします。膝蓋骨《しつがいこつ》（ひざのお皿）と脛骨をつなぐ**「膝蓋腱」**の深部には軟らかい脂肪組織**「膝蓋下《しつがいか》脂肪体」**があり、関節包とともに関節の動きに伴って自在に変形し、ひざ関節の滑らかな動きを助けます。

ひざ関節の各組織には多くの神経が張りめぐらされていて、極めて敏感な部位となっています。そのため変形によって関節の構造にくずれが生じると、ひざを動かすたびに、筋肉と骨の付着部（腱）や靭帯、膝蓋下脂肪体など、さまざまな部位に無理な負担がかかって、神経が刺激されたり炎症が生じたりして、**痛みの巣窟《そうくつ》**となってしまうのです。

痛いのは関節内？ 関節外？ 痛む部位や症状から今あるひざ痛の原因部位を見つける「原因発見マップ」

ひと言で「ひざが痛い」といっても、痛みの発生部位はみな同じではなく、痛みの現れるところも異なります。痛みがひざの内側、外側など、どこに現れているかを見ることで、どの部位に原因があるかを、ある程度推測することができます。

ひざ痛の最大の原因はひざ関節が変形する**変形性膝《ひざ》関節症**ですが、ひざの使いすぎからくる疲労骨折、スポーツによる半月板や靱帯《じんたい》の損傷、筋肉が骨に付着する部位（腱《けん》）の炎症なども珍しくありません。痛むほうの足を伸ばして床に座り、次ジペーの図を参考に、気になる部位を手の親指で押してみましょう。**押すと痛みを感じる、あるいは痛みが強まるなら、対応する部位になんらかの原因があると考えられます。**

ただし、これはあくまでも目安です。腫《は》れがあって、関節内（関節包《ほう》の内部）に痛みの原因がある場合は手術が必要になるケースもあり、**安易な自己判断は禁物**です。**痛みの原因を特定するには、ひざを専門とする整形外科医による診察が必要です。**

ひざ痛の発生原因 発見マップ

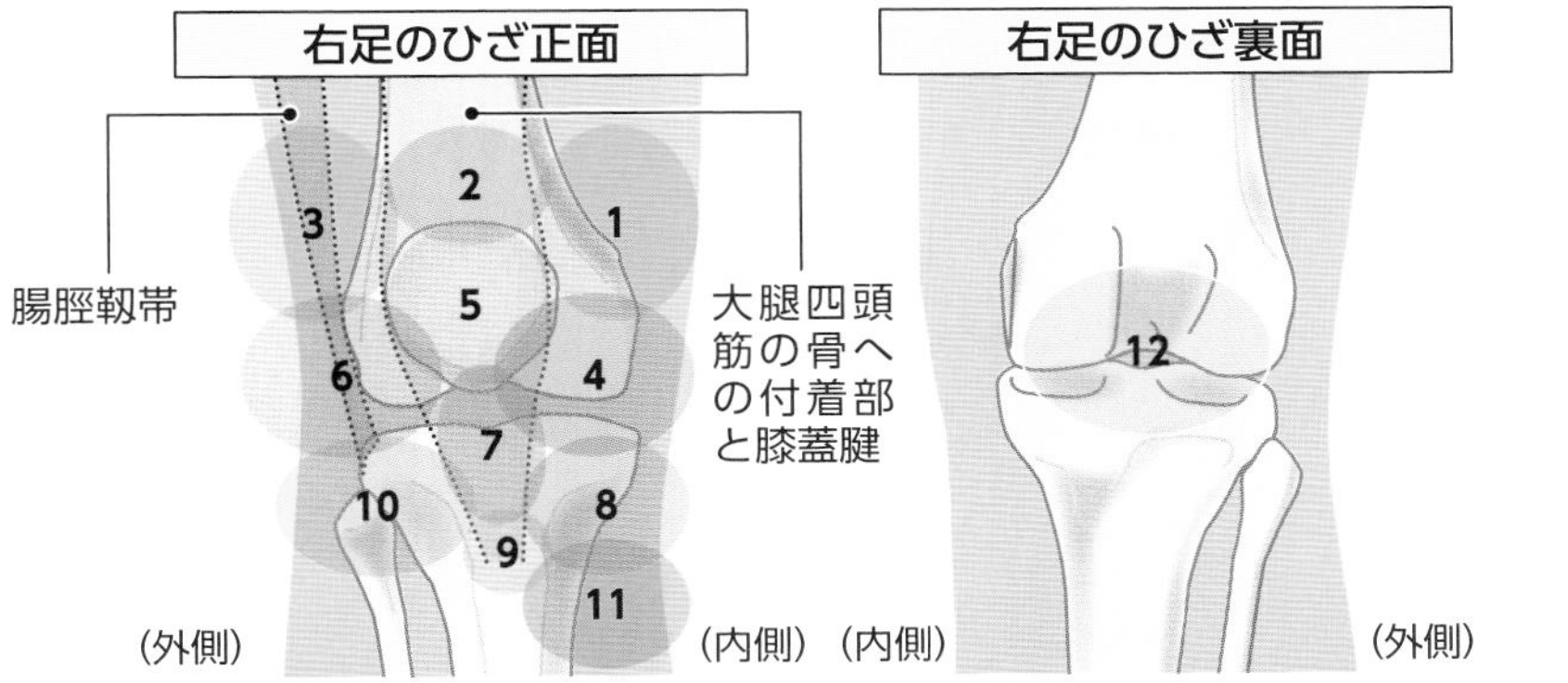

1	たな障害	大腿骨と膝蓋骨の間にある滑膜ヒダ*（たな）の炎症
2・7	ジャンパーひざ	大腿四頭筋と膝蓋骨への付着部や膝蓋腱の炎症。バスケットボールなどジャンプをくり返すスポーツで多い
3	腸脛靭帯炎	腰とすねを外側で結ぶ靭帯の炎症。ランナーに多い
4	内側半月板損傷	内側半月板の損傷
	内側側副靭帯損傷	内側側副靭帯の損傷
	特発性骨壊死	大腿骨・脛骨の先端部の組織が壊死する原因不明の病気
	内側変形性膝関節症	内側の関節軟骨のすり減りによる炎症
4・6	離断性骨軟骨炎	関節内部に軟骨がはがれ落ちる病気。成長期の小中学生に多い
5	膝蓋大腿関節障害	膝蓋骨と大腿骨の間の関節（膝蓋大腿関節）の炎症
	膝蓋骨脱臼	膝蓋骨があるべき位置から外れてしまう障害
	有痛性分裂膝蓋骨	膝蓋骨が2つに分裂し痛む。激しいスポーツで多い
6	外側半月板損傷	外側半月板の損傷
	外側側副靭帯損傷	外側側副靭帯の損傷
8	鵞足炎	脛骨につながる3つの腱（鵞足）の炎症。スポーツによるひざの使いすぎで多い
	脆弱性骨折	骨粗鬆症で弱くなった骨に軽い外力が加わって起こる骨折
8・11	疲労骨折	同部位にくり返し加わる小さな力によって骨にヒビが入る骨折
9	オスグッド・シュラッター病	膝蓋腱に引っぱられて腱付着部の脛骨表面が剥離する。成長期のスポーツ少年に多い
10	近位脛腓関節障害	脛骨と腓骨の間の関節（脛腓関節）の脱臼・炎症など
12	後十字靭帯損傷	後十字靭帯の損傷
	半月板後節損傷	半月板の後ろ側の損傷

＊滑膜がヒダ状になって大腿骨と膝蓋骨の間に入り込んでいるもの。大腿骨を乗せる棚のように見えるので「たな」といい、骨の間に挟まって痛みが生じることがある。通常は胎児期に一時的に見られ成長に伴って消失する組織だが、成人の半数には残るといわれる。

重要 腫れて水がたまるひざ痛は関節内の滑膜炎が疑われ、進行が早く早期手術が必要なタイプもありひざの専門外来を受診

変形性膝《ひざ》関節症の進行には段階があり、初期には、変形があっても痛みを感じないか、違和感が少しある程度です。この段階では、変形がどの程度進行しているかを外見から判断するのは難しく、症状が出て受診し、そこで初めて関節の変形に気づくのが一般的です。ひざに痛みを感じるようになり、手で触れると熱を持っていたり、腫《は》れて水がたまっていたりする**「急性期」**（急激に症状が現れる時期）は、多くの場合、関節内の滑膜《かつまく》に炎症が起こっていると考えられます。

滑膜の炎症は、ひざへの負担によって関節軟骨がすり減る過程で軟骨の破片が関節包の中に飛び散り、滑膜を刺激するところから始まります。軟骨は私たちの体の一部ですが、破片になると異物と見なされてしまい、これを撃退するための免疫反応が起こります。すると患部は炎症を起こして熱を持ち、強い痛みが生じます。刺激を受けた滑膜は大量の滑液《かつえき》を分泌《ぶんぴつ》するため、関節に水がたまって腫れるのです。

関節内の滑膜炎で腫れがある急性期は、ひざの負担を軽減するために安静が必要です。それとともに、**ひざに水がたまって腫れていたら、整形外科やひざの専門外来をなるべく早く受診し、X線（レントゲン）検査やMRI（磁気共鳴断層撮影）検査を受けて、関節軟骨や半月板、靭帯の状態などをくわしく調べなくてはいけません。**

一般に、関節に注射針を刺してひざの水を抜いたり、消炎作用のあるヒアルロン酸注射をしたり、消炎鎮痛薬を内服・外用したりする治療を行えば、腫れや痛み、熱感など急性期の症状は治まります。ただ、効果は一時的で長続きしないことが多く、再発する場合も少なくありません。何度も水抜きをくり返すと、細菌に感染するリスクもあります。中には関節軟骨や半月板の変形の進行が早く、手術を急がなければならないケースもあります。

手術は敬遠されがちですが、現在は、変形が高度でないかぎり、重症化する前の早期のうちに、半月板を修復したり骨の変形を正したりする手術を受けるといい結果が得られるという考え方が一般的です。受診して病状が確認できたら、最良の結果が得られる治療法について、医師とよく相談しましょう。

なお、滑膜炎は関節リウマチでも起こるため、疑わしい症状があれば、血液検査での確認が必要になることもあります。

ひざ痛の原因が関節外の膝蓋腱や膝蓋下脂肪体、お皿周囲の靭帯・筋肉にあるなら、運動療法で治せる可能性大

ひざに痛みがあっても、急性期の腫《は》れがないなら、**痛みの原因は膝蓋腱《しつがいけん》や膝蓋下《しつがいか》脂肪体、ひざのお皿周囲の靭帯《じんたい》や筋肉など、関節外にあることが多く、この場合は運動療法で治せる可能性が高い**といえます。

また、注射や薬物療法を行って**急性期の滑膜《かつまく》炎の腫れが引いた後は、運動療法を始めるいいタイミング**です。炎症が治まると、ちょうどケガの傷跡が硬くなるように、関節包が線維化して硬くなり、ひざを曲げ伸ばしするたびに引きつるため、放置すれば慢性的に痛みが続くようになります。痛みがあるとその部位をかばって動かさなくなるので、筋肉や腱が硬くこわばり、ひざを動かせる範囲が狭まってしまいます。そうなるとますます変形が進み、そこからまた炎症や痛みが生じるという悪循環に陥る可能性もあります。**慢性的な痛みや炎症の再発を予防するためにも、急性期の腫れが治まった段階で運動療法を始め、ひざ関節を柔軟に保つことが大切です。**

第2章

ひざ痛がみるみる改善！
80歳90歳の壁を超え
何歳になっても力強く歩ける
元気なひざをめざす
東京医科歯科大学式
運動療法
「1分ほぐし」

ひざ痛の運動療法につらい筋トレや有酸素運動など頑張りは不要で、東京医科歯科大学式「1分ほぐし」なら簡単で長続き

急性期の腫《は》れがなく、関節外の筋肉や腱《けん》（筋肉と骨をつなぐ丈夫な線維組織）、膝蓋下《しつがいか》脂肪体（ひざのお皿の下にある脂肪組織）などに原因があるひざ痛には、**運動療法が有効**です。変形性膝《ひざ》関節症でひざの関節包内部で滑膜《かつまく》炎が起こっている場合は炎症による腫れや痛みを鎮める治療が優先ですが、**腫れが引いたら、関節のこわばりからくる慢性的な痛みを予防するためにも、医師に相談のうえ運動療法を始めましょう。**

運動療法はとかく「きつい」「つらい」と敬遠されがちです。確かに、重い負荷をかける筋トレや、長時間の有酸素運動は、ひざ痛の運動療法としては不向きです。ひざ関節にさらなる負担をかけ、症状をかえって悪化させる可能性があるからです。

その点、本書で紹介する**東京医科歯科大学式「1分ほぐし」**は、そのようなきつい運動ではありません。**特別な道具もいらず、無理な「頑張り」は不要で、簡単にできることばかりなので、誰でも気軽に始めて続けられる**でしょう。

痛いところは硬いところ！ 1分ほぐしで膝蓋腱、膝蓋下脂肪体、お皿周囲の靱帯・筋肉の硬さを取れば痛みはらくに軽快

関節内で滑膜炎《かつまく》が起こっているとひざ全体に痛みを感じることがありますが、関節外の筋肉や膝蓋腱《しつがいけん》、ひざのお皿の周囲の靱帯《じんたい》、膝蓋下脂肪体などに原因があるひざ痛には、必ず痛みのもとになるポイントがあります（21ページ参照）。

痛みを発しているポイントでは、組織がこわばって硬くなっているのが普通です。硬くなった組織は血流が悪く、血液によって届けられるはずの酸素や栄養が行き渡らずに酸欠状態になり、その結果、痛みのもととなる発痛物質が放出されるため、さらに痛みが強まるという悪循環に陥ります。また、痛みにくり返しさらされると、神経系は痛みの伝わり方を学習します。その結果、神経は少しの刺激にも敏感に反応するように変化し、ちょっと動かしただけで痛みを感じるようになってしまいます。

東京医科歯科大学式「1分ほぐし」で痛みを発するポイントをほぐせば、組織の柔軟性がよみがえって酸素や栄養が行き渡り、痛みをらくに軽減することができます。

1分ほぐしで特に重要なのは、❶ひざのお皿の動きをよくすること、❷ひざをピンと伸ばせるようになること

東京医科歯科大学式「1分ほぐし」で特に重要なポイントは、**❶ひざのお皿（膝蓋《しつがい》骨《こつ》）が滑らかに動くようにすること**と、**❷ひざをピンと伸ばせるようになること**です。これは、二足歩行をする人間の特徴である、ひざの「大腿四頭筋《だいたいしとうきん》→膝蓋骨→膝蓋腱《けん》→脛骨《けいこつ》の連携によってひざを伸ばすしくみ（伸展機構）」がスムーズに働くことを重視しているからです（ひざの構造は19ページの図参照）。

サルなどとは異なり、常に二足歩行をする人間は、ひざをまっすぐに伸ばして足を前に踏み出し、体重を移動します。関節の軟部組織（骨以外の筋肉、腱、靭帯《じんたい》などの組織）にこわばりや癒着《ゆちゃく》（くっつくこと）があると、ひざを伸ばすしくみがスムーズに働かず、可動域（関節を動かせる範囲）が狭まります。すると、歩くときにひざが伸び切らないまま着地することになります。

ひざ関節はまっすぐ伸びたときに安定する構造なので、曲がったまま着地すると、

ひざを伸ばすことが重要

直立二足歩行では、ひざを伸ばして足を踏み出し、体重を移動する。ひざを伸ばすしくみがうまく働かないと、筋肉・骨・腱の移行部や膝蓋下脂肪体などに無理な負担がかかり、痛みの原因となる。

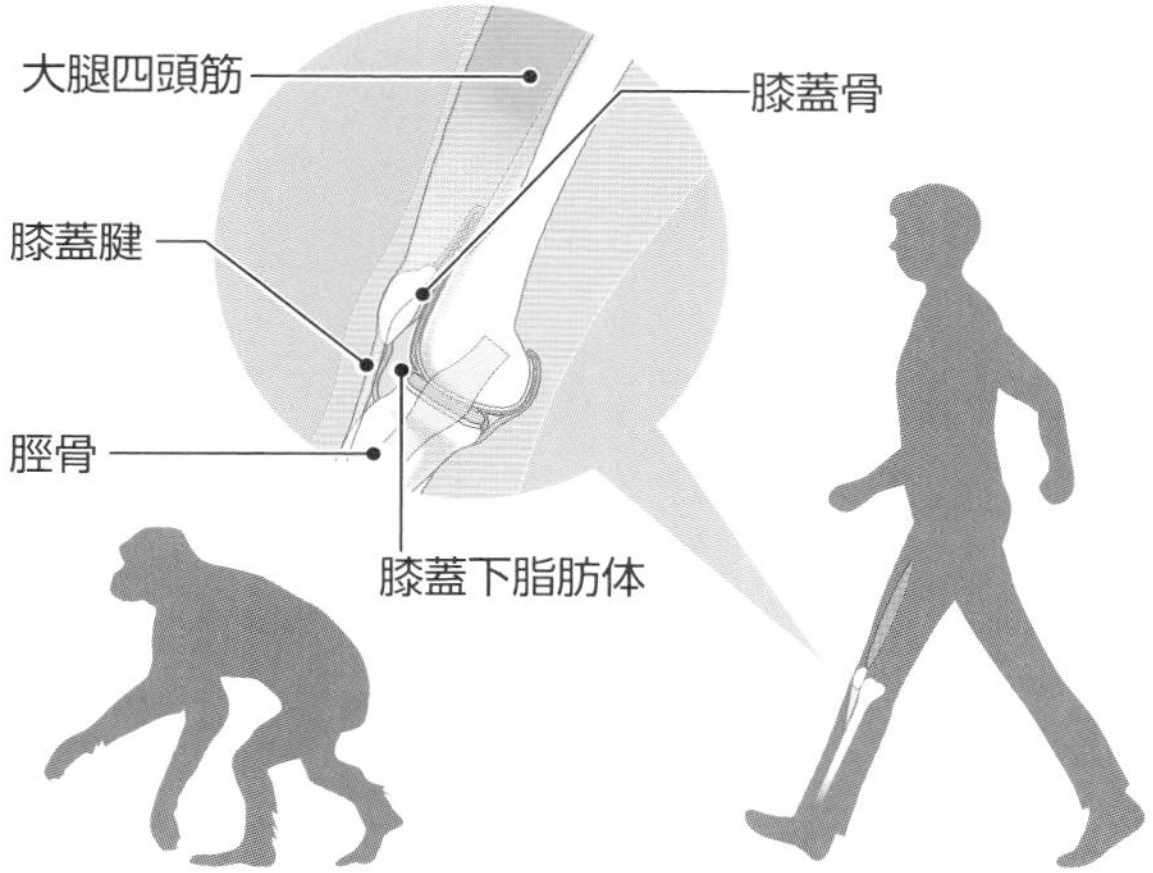

不安定な状態のひざ関節の上に体重が乗ることになります。

　足を運ぶたびに不安定なひざで体重を支えることをくり返すと、特に、ひざ関節周囲の筋肉が腱（筋肉と骨をつなぐ丈夫な線維組織）に移行するところ、靭帯や腱が骨と付着するところなど、互いに性質が異なる組織の境目や、変形しながら骨の間を移動する膝蓋下脂肪体に大きな負担がかかります。同時に、**歩行時にひざが体の外側へブレる「ラテラル・スラスト」**（30ページ参照）も起こりやすくなり、**ひざの関節軟骨のすり減りが加速**してしまいます。これが日々くり返されることで、複雑なひざ関節の構造にひずみが生じ、痛みの悪化につながるのです。

　ひざのお皿の動きを滑らかにし、ひざをしっかり伸ばせるようにほぐせば、各組織がうまく連携して動くようになり、歩行がらくになります。複雑なひざ関節のどこにもストレスがかかることがなくなれば、ひざを曲げるのがらくになり、痛みも軽減されます。

次に重要なのは③ひざの負担を減らして軟骨がこすれる「スラスト」を防ぐことで、偏った関節の動きを矯正し悪化を阻止

歩くとき、本人は意識していないのに、体重がかかる側のひざが体の中心から外側に移動するようにブレてしまう人がいます。**変形性膝《ひざ》関節症**の患者さんの歩き方を観察するとよく見られる現象で、**「ラテラル・スラスト（スラスト）」**といいます。

東京医科歯科大学式「1分ほぐし」のもう一つの重要ポイントは、ひざに荷重がかかるときのスラストを防ぐことです。ひざが外側へブレると関節内側に荷重が偏り、**内側の関節軟骨がこすれてすり減ったり半月板が損傷したりして、ひざの変形や痛みを悪化させます。**これでは、歩くたびに病状を悪化させることになりかねません。

スラストは、ひざ関節の変形による**O脚**《オーきゃく》、伸展機構（28ページ参照）の不具合、ひざ関節と隣り合う股《こ》関節・足関節の硬さ、歩行姿勢を保つための筋肉の筋力不足、加齢による靭帯《じんたい》（骨と骨をつなぐ丈夫な線維組織）のゆるみなどさまざまな原因から、関節の曲げ伸ばしのさいに関節の動きが偏ることで起こります。**偏った関節の動きを1分**

ラテラル・スラスト

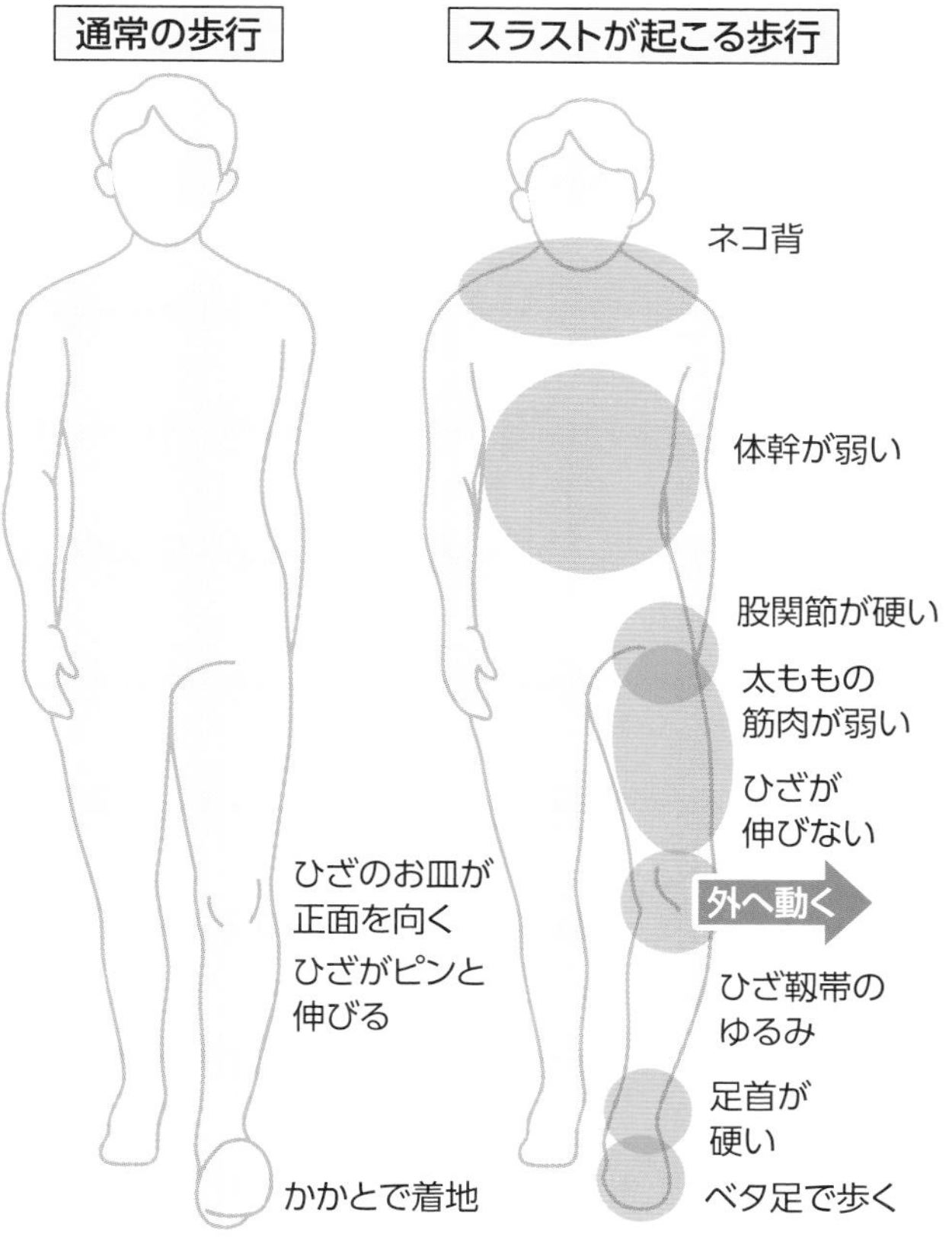

ほぐしで矯正すれば、スラストや、関節軟骨のすり減り、半月板の変形を防ぎ、ひざ痛を防止することができます。

そのためには、まず、28ジペーで述べたように、**ひざのお皿（膝蓋骨《しつがいこつ》）の動きを滑らかにし、ひざをピンと伸ばせるようにすること**が重要です。

そのうえで、「ジョイント・バイ・ジョイント・セオリー」（17ジペー参照）に従い、**ひざ関節と隣り合う股関節や足首の関節（足関節）の柔軟性を高めましょう。**

股関節や足首の関節が硬いと足を大きく踏み出せず、踏み出した足の爪先も上がりません。足裏全体で着地する「ベタ足歩き」になり、ひざを曲げたままの歩き方になるので、ひざ関節の安定性が保てず、スラストの原因となります。

さらに、地面からの衝撃を吸収し、足を後ろへ力強く蹴《け》り出すことができるよう、**足裏の筋肉を活性化しておくこと**も重要です。

スラストには、全身の姿勢も関係しています。ネコ背になるとどうしてもひざ下だけを使って歩き、ひざが曲がってしまうので、背すじの伸びたいい姿勢を保って歩けるように、**体幹（胴体）をしっかりと安定させること**も大切です。

ひざ関節の左右のブレは、外側側副靱帯《がいそくそくふくじんたい》と内側《ないそく》側副靱帯によって抑えられていますが、年齢を重ねると靱帯にゆるみが生じ、不安定さが増してきます。

太もも周辺の筋肉と靱帯

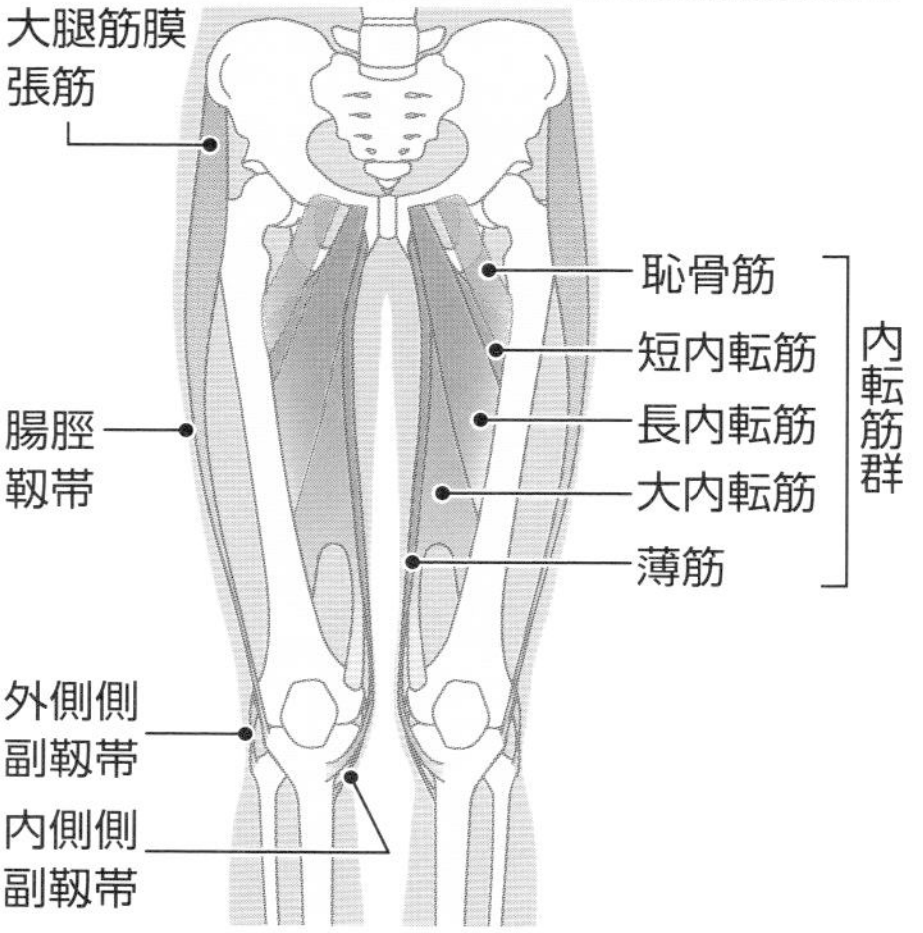

ひざの外側には骨盤から脛骨《けいこつ》（すねの骨）へ伸びる腸脛《ちょうけい》靱帯という靱帯がありますが、脛骨を体の中心部から外側に引っぱるように働くため、内・外側側副靱帯がゆるんだ状態では、ひざの外側へのブレを助長してしまいます。ひざを内側に寄せるには、**腸脛靱帯の緊張をほぐし、太ももを体の中心側に引き寄せる筋肉群（内転筋群）を強めること**が必要です。

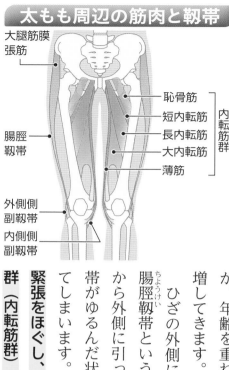

1分ほぐしは高齢でも無理なくでき、つらい痛みが減って可動域が広がり、力強く歩ける効果をみんなが実感

長年にわたって少しずつひざ軟骨がすり減ることでひざ関節が変形し、痛みを発する変形性膝《ひざ》関節症は、高齢者に多い病気です。そのせいもあり、ともすれば「年だからしかたがない」「高齢者に運動は無理」「今さら運動しても効果はないのでは」といった考えから、痛み止めの貼《は》り薬や塗り薬など一時的な対処に終始して、重症化を招くことも少なくありません。

しかし、これは間違いです。東京医科歯科大学式「1分ほぐし」を始めるのに、年齢は関係ありません。若者のような筋力や心肺能力がない高齢者でも、簡単に行えます。

簡単な運動をするだけで、今感じている痛みが減り、ひざの可動域（関節を動かせる範囲）が広がることを、誰もが実感することができます。ひざを痛みなく動かせるようになれば、年齢に関係なく、力強く歩けるようになります。

1分ほぐしは早く始めるほどよく、人工関節手術を要するほどの重症化も防げ、何歳になっても歩ける丈夫な足腰を実現

変形性膝《ひざ》関節症は突然発症する病気ではなく、軽症（ひざにこわばりや違和感を感じる）→中等症（ひざが慢性的に痛み、曲げ伸ばしがつらい）→重症（立ち歩きが不自由になる）という段階を追って進みます。重症になり生活に支障が出れば、関節を人工の関節（インプラント）に置き換える手術が必要になることもあります。

ただ、**人工関節の手術は最終手段**です。慢性的に痛みがある中期でも、あきらめてはいけません。傷んだ半月板を修復する手術（130ページ参照）や骨切り術（134ページ参照）でひざ関節の変形を正して偏った負担を軽減し、痛みを除く方法もあります。

そのうえで、東京医科歯科大学が提案する「1分ほぐし」を取り入れれば、**重症化を防いでもともとある自前《じまえ》の関節軟骨を長く保ち、人工関節の手術を回避することが可能**です。もちろん、なるべく早い段階から「1分ほぐし」を取り入れれば、ひざ関節の柔軟性を保ち、病気の進行を予防することができます。

第3章 —— 今ある痛みを除く❶

ひざ痛持ちの人は
曲げ伸ばしの要
「ひざのお皿」の動きが硬いが、
「お皿八方ほぐし」
で回復し、
つらい痛みもみるみる軽快

ひざを痛みなく曲げ伸ばしするには ひざのお皿の骨「膝蓋骨」の自在な動きが 重要だが、硬くて動かない人がすごく多い

「ひざ小僧」といえばひざのお皿を指すように、ひざのお皿はひざ関節の一番の特徴ともいえる骨（膝蓋骨《しつがいこつ》という）で、「種子骨《しゅしこつ》」*と呼ばれるタイプの骨としては人体で最大です。種子骨とは、腱《けん》（筋肉と骨をつなぐ丈夫な線維組織）や靭帯《じんたい》（骨と骨をつなぐ丈夫な線維組織）の内部で腱や靭帯が動くときに摩擦を受けやすいところにあって、ほかの骨と連結しておらず、植物の種に似た形の小さな骨のことをいいます。

お皿の骨には、ひざ関節を外力から守るという役割もありますが、それとともに、**ひざを伸ばすとき、大腿四頭筋《だいたいしとうきん》（太もも前面の筋肉）の動きを脛骨《けいこつ》（すねの骨）に効率的に伝えるという大切な役割**があります。

もしもお皿の骨がなかったら、ひざを伸ばすときに、大腿四頭筋は、みずからが収縮する力だけで脛骨を引っぱらなければなりません。そうなると、筋肉や腱に大きな負担がかかるだけでなく、筋肉の力だけではほとんどひざを伸ばせないでしょう。図

*ひざのほか、足裏の親指のつけ根や、手首の小指側などにも小さな種子骨がある。

もしもひざのお皿の骨「膝蓋骨」がなかったら

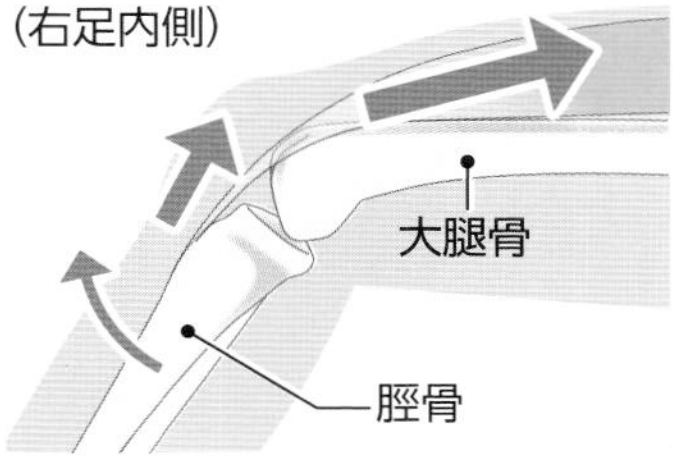

お皿の骨がないと、太もも前面の筋肉（大腿四頭筋）が収縮する力だけで脛骨を引っぱり、角度を変えなければならない。

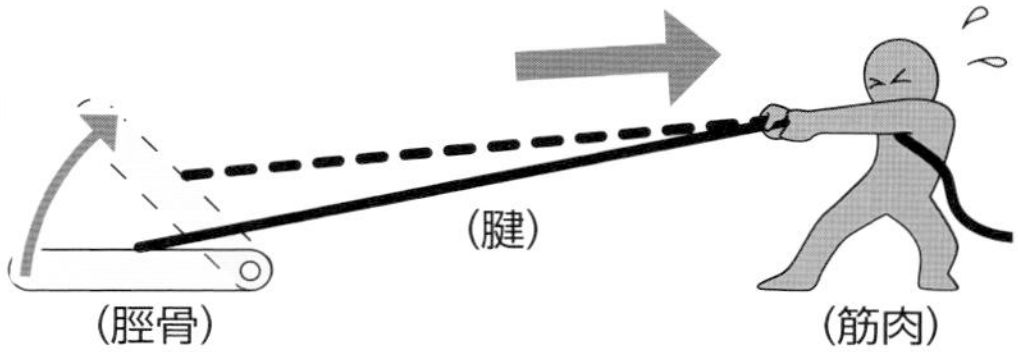

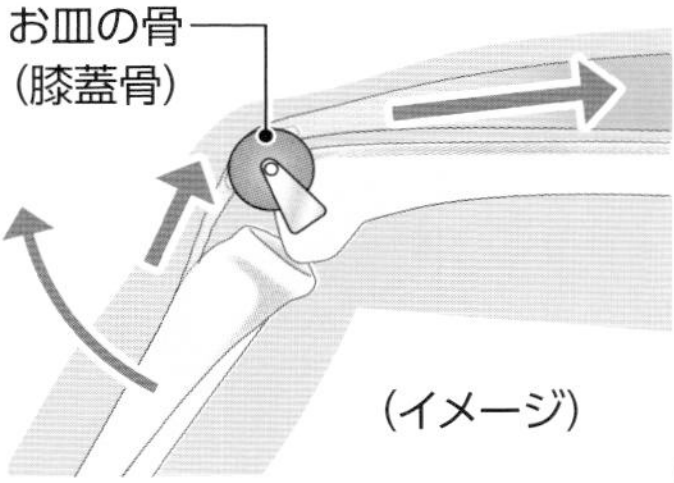

お皿の骨が滑車のように働くことで、太もも前面の筋肉（大腿四頭筋）にかかる負担を分散でき、脛骨の角度を効率的に変えることが可能になる。

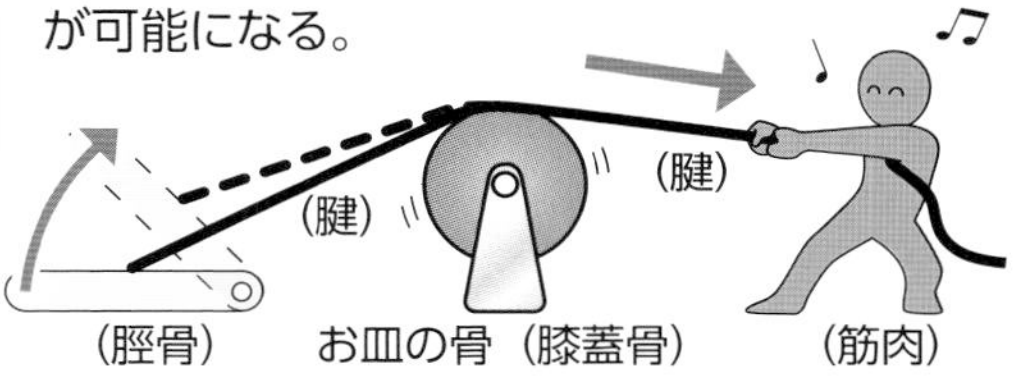

に示したように、**「お皿の骨が滑車のように働く」**ことで、負担が分散され、効率よくひざを伸ばすことが可能になるのです。

実は、ひざのお皿の骨は、皮膚の下でいろいろな方向に動きます。ひざ小僧は知っていても、それが動くことはあまり意識していないのではないでしょうか。**「お皿の骨が自在に動く」ことは、ひざを痛みなく曲げ伸ばしするうえで、重要なポイント**です。

ひざを伸ばすと、お皿の骨は筋肉や腱とともにひざ関節（大腿脛骨関節）の前面にフタをするような位置に収まり、関節を安定させてくれます。ひざを曲げていくと、関節の動きにつれてお皿の骨は大腿骨の下面に向かって移動します。このときお皿の骨が動くことで、膝蓋腱《しつがいけん》（ひざのお皿と脛骨をつなぐ丈夫な線維組織）は大腿骨と強く摩擦することなく、大腿四頭筋の力を脛骨に伝えられるのです。さらにひざを深く曲げると、お皿の骨は顆《か》間窩《かんか》という大腿骨の末端のくぼみにはまるように収まり、ひざ関節が安定します。

このように、伸ばし切ったとき、曲げ切ったときは安定するひざ関節ですが、その途中は不安定になりやすいのです。お皿の骨の動きがよくないと、曲げ伸ばしの途中で動きが偏り、痛みが生じやすくなります。実際、**ひざ痛に悩む患者さんには、ひざの関節包（ひざ関節全体を包む組織）やひざ周辺の軟部組織が硬く、お皿の骨が動きにくい人が多く見られます。**

痛みなくひざを曲げ伸ばしするには、まずはお皿の骨が自在に動くことが肝心です。本書で紹介する**東京医科歯科大学式「1分ほぐし」**で、お皿の骨が滑らかに動くようにすることを一番に重視するのは、そのためです。

曲げ伸ばしするときのお皿の骨の動き

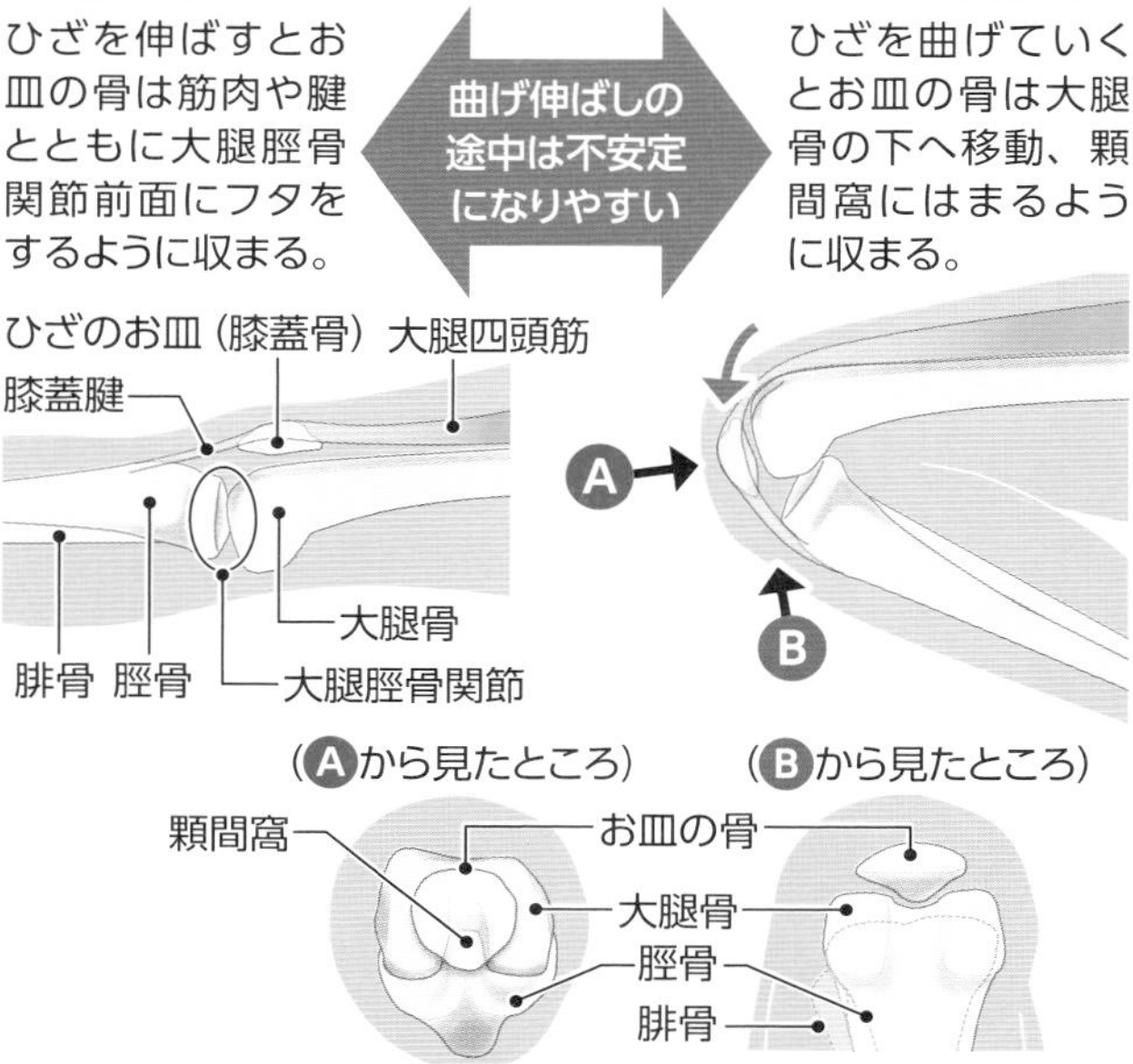
ひざを伸ばすとお皿の骨は筋肉や腱とともに大腿脛骨関節前面にフタをするように収まる。
曲げ伸ばしの途中は不安定になりやすい
ひざを曲げていくとお皿の骨は大腿骨の下へ移動、顆間窩にはまるように収まる。
ひざのお皿（膝蓋骨）
大腿四頭筋
膝蓋腱
大腿骨
腓骨
脛骨
大腿脛骨関節
A
B
（Aから見たところ）
（Bから見たところ）
顆間窩
お皿の骨
大腿骨
脛骨
腓骨

膝蓋骨の自在な動きの回復には、お皿を前後左右斜めに手で動かす「お皿八方ほぐし」が簡単で改善効果大

ひざのお皿の骨（膝蓋骨《しつがいこつ》）の滑らかで自在な動きを回復するには、手でお皿を前後・左右・斜めの8方向に動かすだけの**1分ほぐし「お皿八方ほぐし」**が有効です。自分の手で痛みを発している部位をほぐせば、硬直が取れて痛みも和らぎます。

お皿八方ほぐしでは、まず、**ひざのお皿の正確な位置を確認**することからスタートです。お皿の位置などすぐわかると思うかもしれませんが、意外と正確な位置がわかっていないことが多いものです。お皿の位置を正しく把握すれば、お皿八方ほぐしの効果がより確実になります。次《ペー》ジ《ジ》からの説明を参考に、自分の手を使ってしっかりお皿の位置を確認してから、お皿八方ほぐしを始めましょう。ただし、**1分ほぐしを始める前には、必ず整形外科やひざの専門外来で、ひざ痛の原因をきちんと診断して運動療法などを行ってよいか確認**してもらうことが大切です。医師に相談したうえで行えば、安心・安全にセルフケアを進めることができるでしょう。

準備　お皿の骨の位置を確認

お皿の骨の位置を把握する

痛むほうの足で行う（ここでは右足で説明）

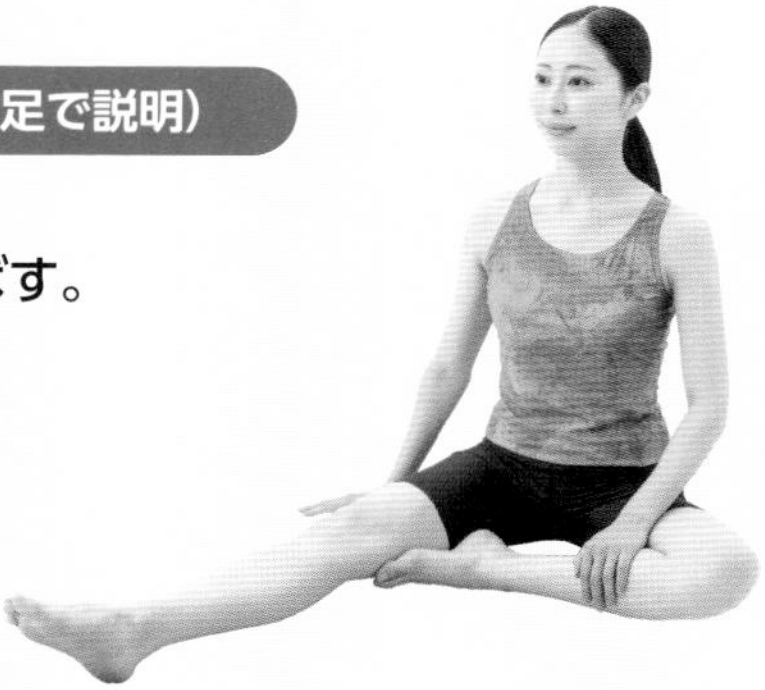

1 床に座って右足を前方に伸ばす。

2 右手の親指とほかの指でL字を作る。

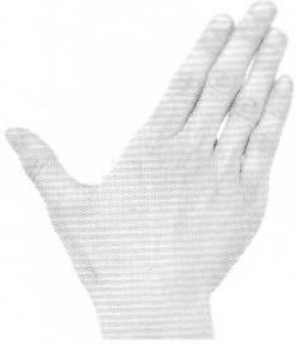

3 伸ばした足の太もも中央に手を当てる。

4 ひざに向かって手をなで下ろし、硬い骨に触れて手が止まったところが膝蓋骨の上縁。

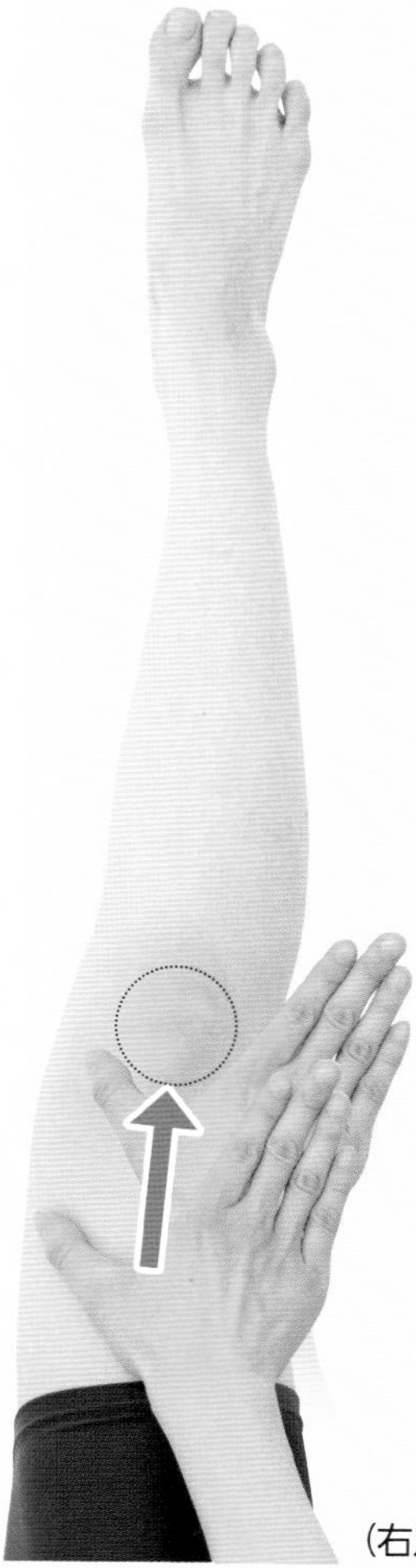

（右足）

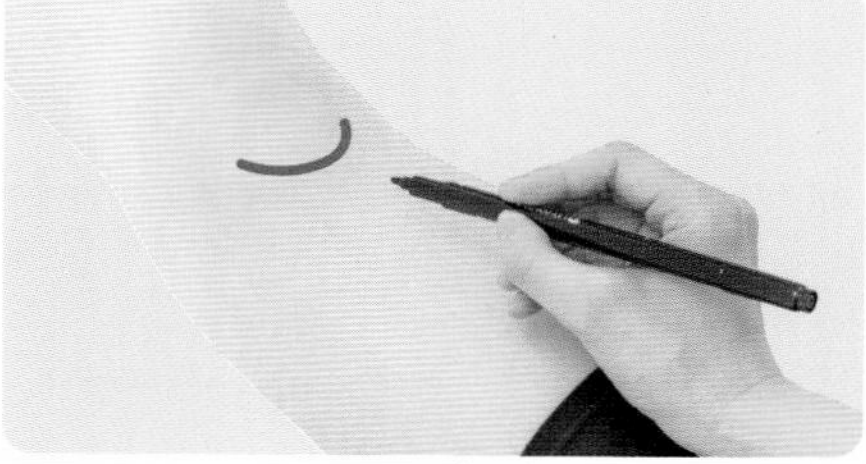

マーカーなどで印をつけてもいい

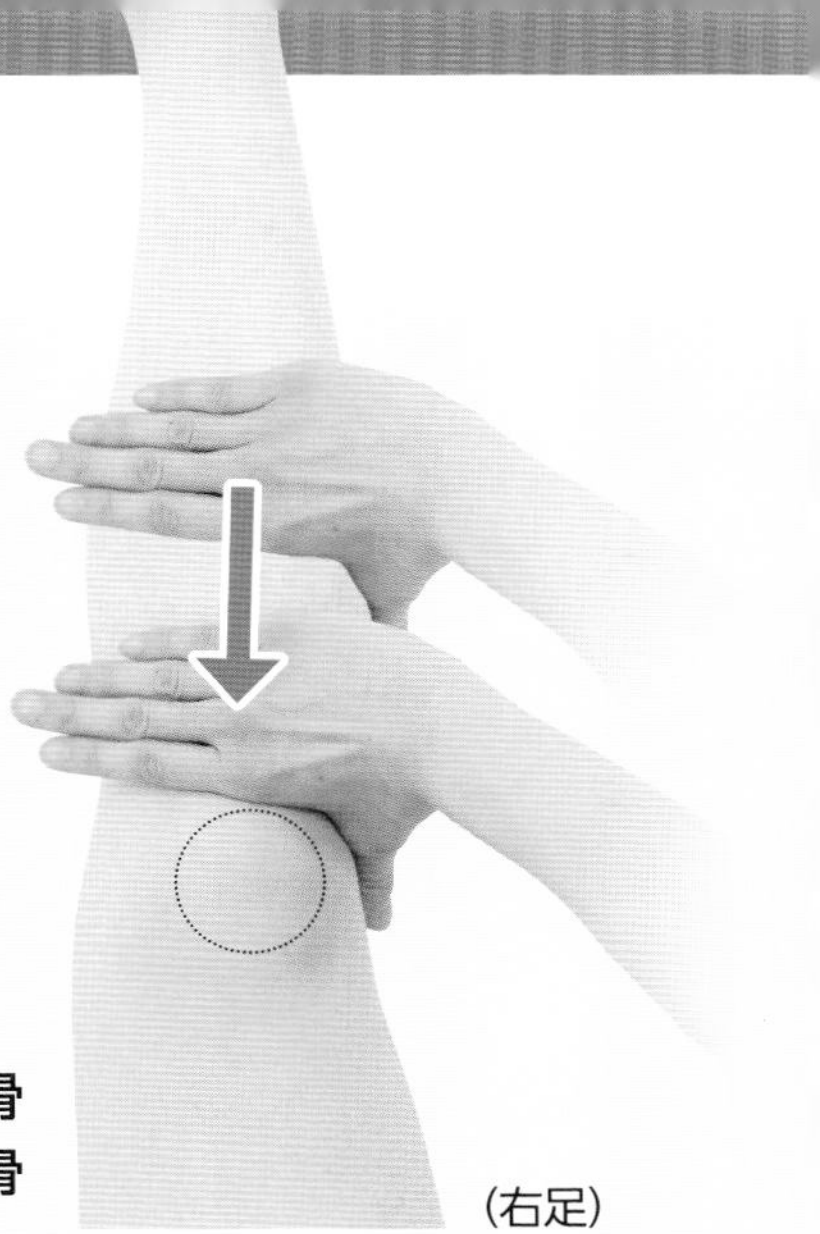

(右足)

1 床に座って右足を前方に伸ばす。

2 右手の親指とほかの指でＬ字を作り、伸ばした足のすね中央に当てる。

3 手をひざに向かってなで上げ、硬い骨に触れて手が止まったところが膝蓋骨の下縁。

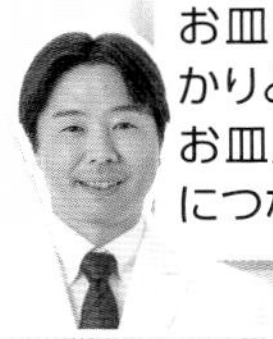

お皿の骨の位置をしっかりと把握することが、お皿八方ほぐしの効果につながります。

マーカーなどで印をつけてもいい

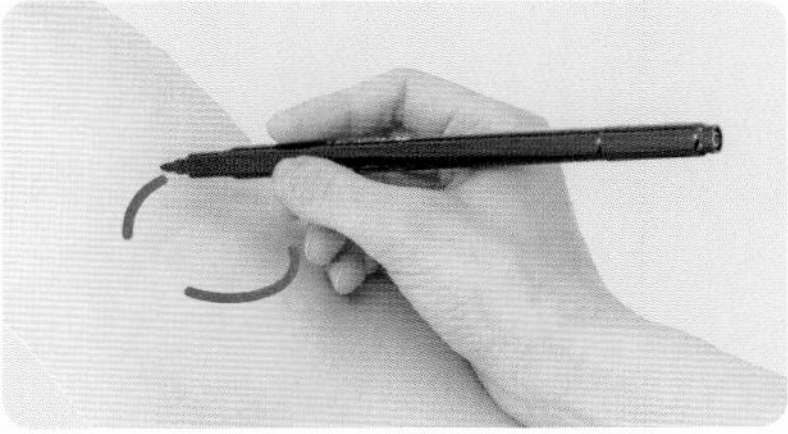

お皿の位置と八方の印をつける

マーカーなどで印をつけておくと、お皿の位置や大きさがわかりやすい

お皿上縁の印と下縁の印を結ぶようにお皿の縁に沿って円を描く。

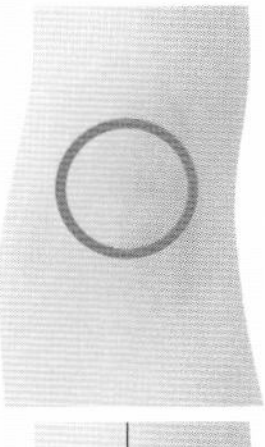

爪先と太ももの中央を結ぶ線を基準としてお皿を８分割し、ポイントに印をつける

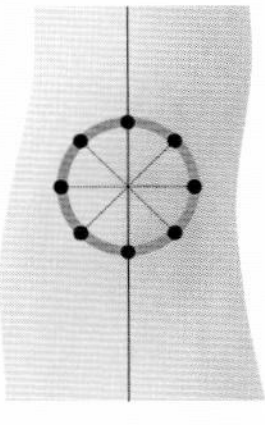

八方ほぐし❶ 上下方向のお皿ほぐし

お皿の骨の上下方向への動きをよくする

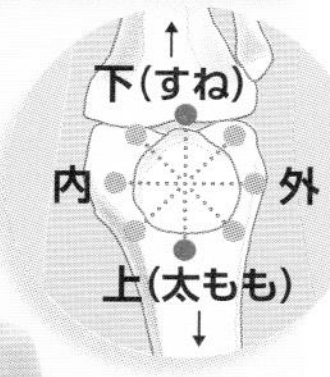

痛むほうの足で行う（ここでは右足で説明）

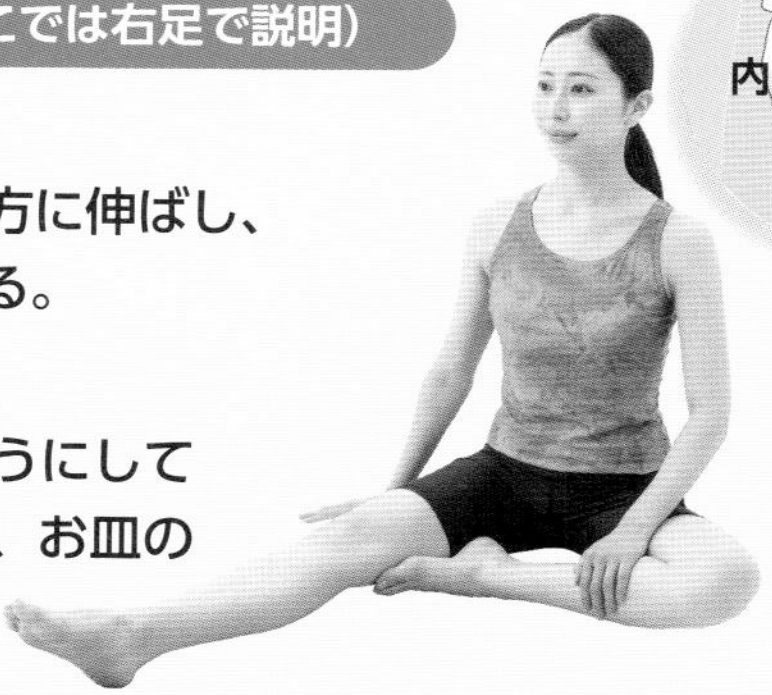

1 床に座って右足を前方に伸ばし、太ももの力をゆるめる。

2 両手で足をつかむようにして左右の親指を合わせ、お皿の下縁に当てる。

3 親指に力を入れ、お皿の骨を下から上に向けて５秒ほど強めに押し動かす（スライドさせる）。

4 続けて、左右の親指をお皿の上縁に当て、上から下に向けてお皿の骨を５秒ほど強めに押し動かす（スライドさせる）。

5 上下のうち硬さや痛みを感じた方向に、強めに５秒ほど押し、少しゆるめては押すことをくり返す。

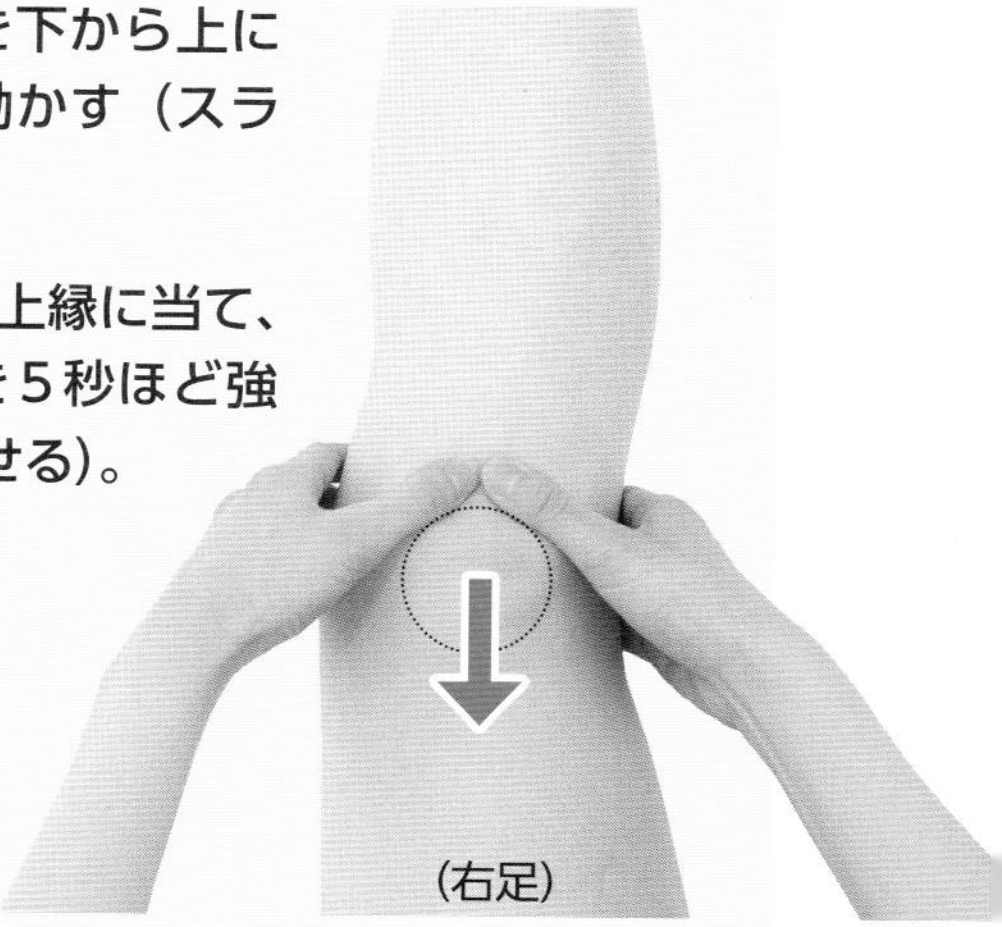
(右足)

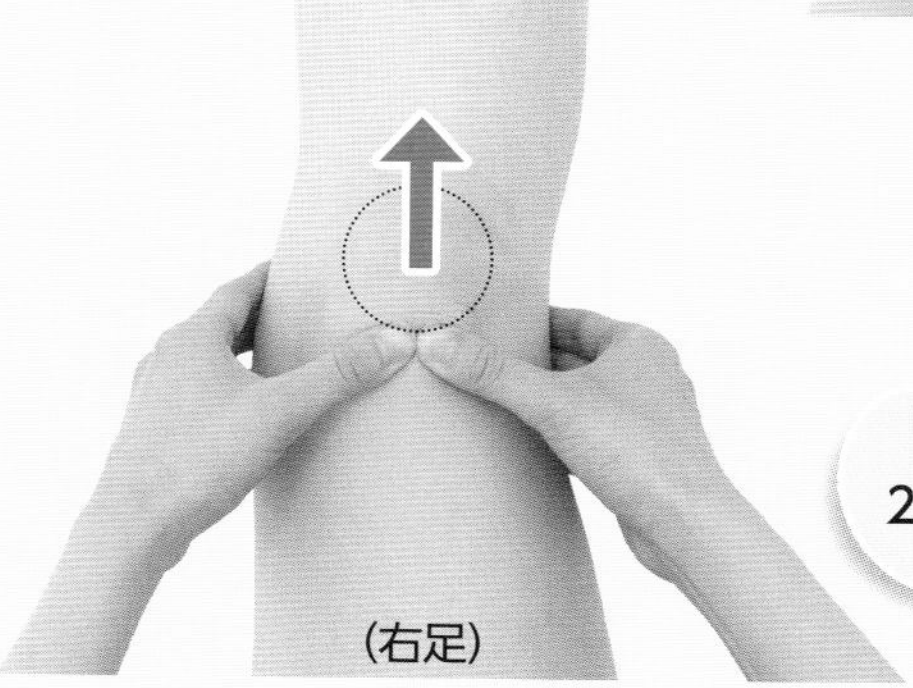
(右足)

❺をくり返し行って1セット
約1分

1日
2〜3セット
が目安

八方ほぐし❷ 左右方向のお皿ほぐし

お皿の骨の内側・外側への動きをよくする

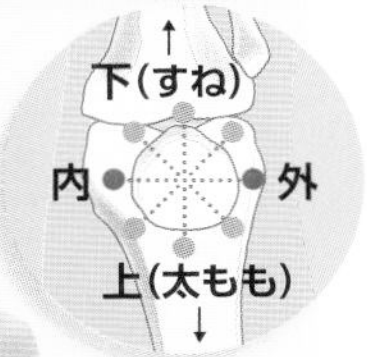

痛むほうの足で行う（ここでは右足で説明）

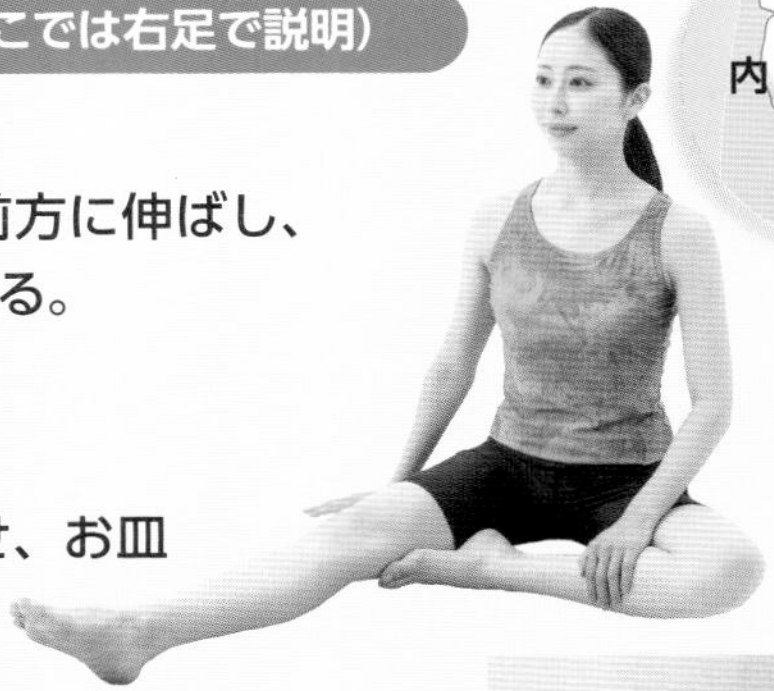

1 床に座って右足を前方に伸ばし、太ももの力をゆるめる。

2 左右の親指を合わせ、お皿の外側に当てる。

3 親指に力を入れ、お皿の骨を外から内に向けて５秒ほど強めに押し動かす（スライドさせる）。

4 続けて、左右の親指をお皿の内側に当て、内から外に向けてお皿の骨を５秒ほど強めに押し動かす（スライドさせる）。

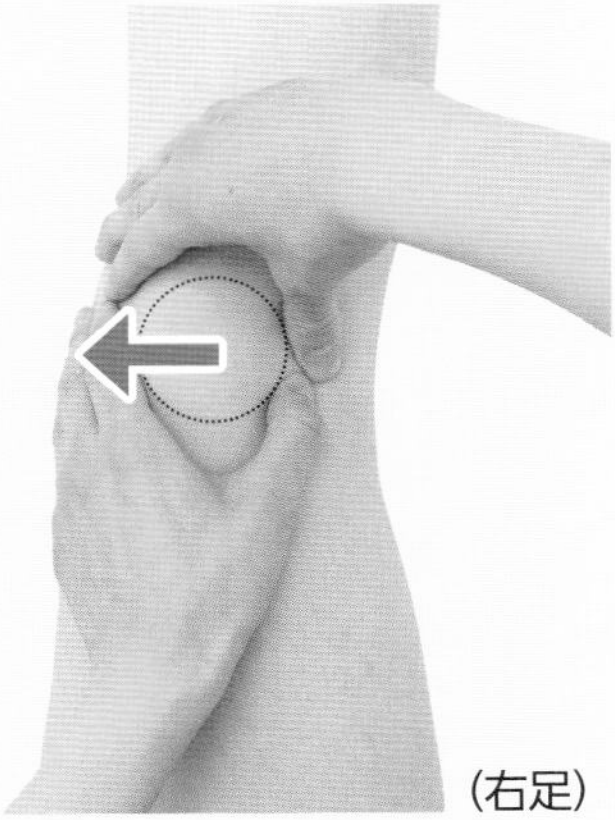
(右足)

5 内側・外側のうち硬さや痛みを感じた方向に、強めに５秒ほど押し、少しゆるめては押すことをくり返す。

❺をくり返し行って1セット 約**1**分

1日 2〜3セットが目安

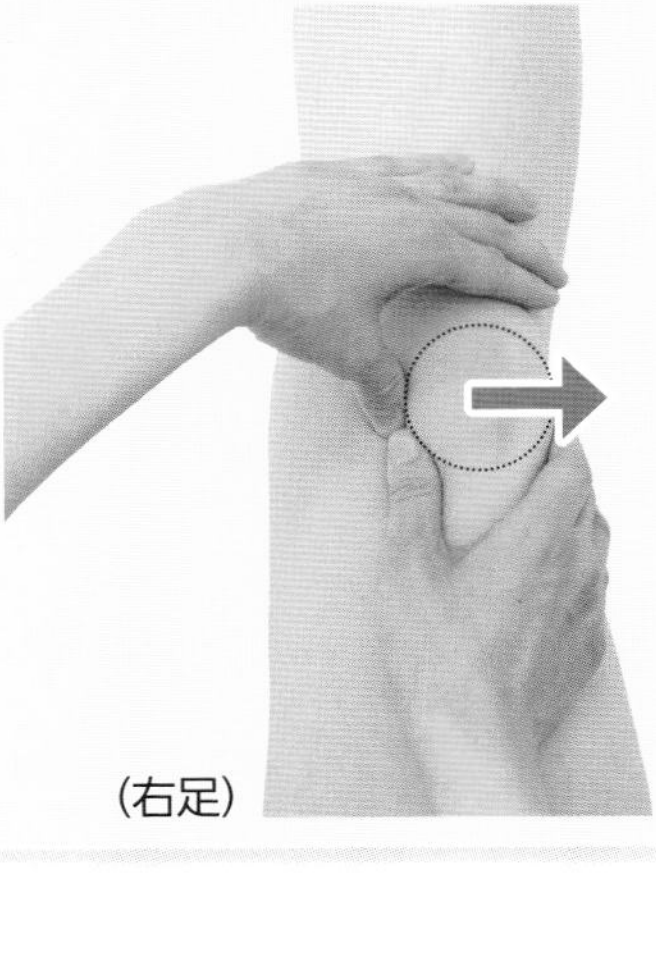
(右足)

八方ほぐし③

斜め方向のお皿ほぐし

お皿の骨の斜め方向への動きをよくする

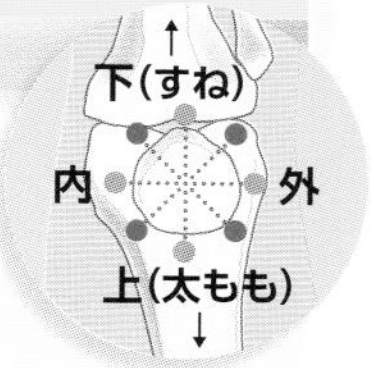

痛むほうの足で行う（ここでは右足で説明）

1 床に座って右足を前方に伸ばし、太ももの力をゆるめる。

2 左右の親指を合わせ、お皿内側の斜め下縁に当てる。親指に力を入れ、お皿の骨を外側斜め上に向けて5秒ほど強めに押し動かす（スライドさせる）。

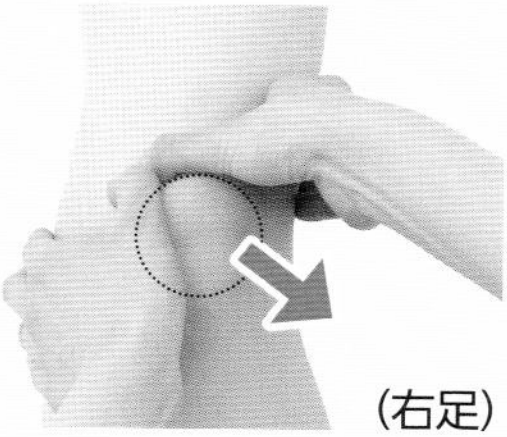

(右足)

3 続けて、左右の親指をお皿外側の斜め下縁に当て、内側斜め上に向けてお皿の骨を5秒ほど強めに押し動かす(スライドさせる)。

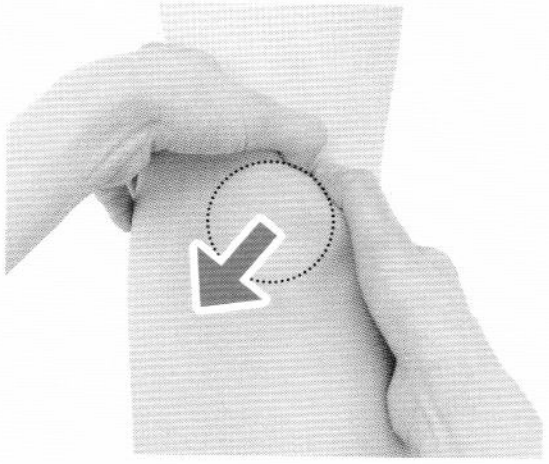

(右足)

4 続けて、左右の親指をお皿内側の斜め上縁に当て、外側斜め下に向けてお皿の骨を5秒ほど強めに押し動かす(スライドさせる)。

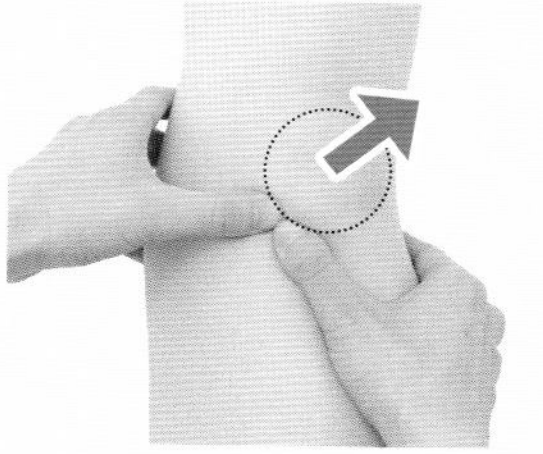

(右足)

5 続けて、左右の親指をお皿の外側の斜め上縁に当て、内側斜め下に向けてお皿の骨を5秒ほど強めに押し動かす(スライドさせる)。

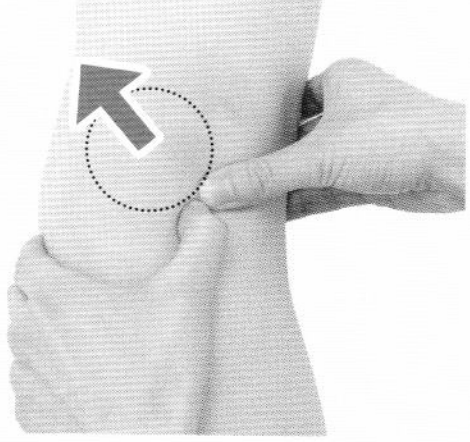

(右足)

6 ②～⑤のうち硬さや痛みを感じた方向に、強めに5秒ほど押し、少しゆるめては押すことをくり返す。

1日
2～3セット
が目安

⑥をくり返し
行って1セット
約1分

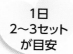

お皿を8方向に動かして動きが硬いところこそ痛みの発生部位で、痛くてもこらえて動かしほぐせば硬直痛が消失

「お皿八方ほぐし」でひざのお皿の骨の位置を確認し、いろいろな方向に動かしてみると、動かそうとしてもあまりよく動かなかったり、強く動かそうとすると痛んだりする部位があることに気づいたと思います。このように**動きが硬いところこそ、ひざ痛の発生部位**と考えられます。

動きが硬い部位ではどんなことが起こっているのでしょうか。

ひざ関節内の滑膜《かつまく》の急性炎症による腫《は》れ（22ジペー参照）が治まった後の場合は、傷んだ組織が修復されていく過程で関節包《かんせつほう》（ひざ関節全体を包む組織）がこわばったり、線維化したりすることで、動きが硬くなっていると考えられます。それ以外のひざ痛の場合は、お皿の骨の周囲の筋肉、腱《けん》、靭帯《じんたい》、膝蓋下脂肪体《しつがいかしぼうたい》（膝蓋骨深部の軟らかい脂肪組織）といった組織が硬くなったり、組織どうしが癒着《ゆちゃく》（くっつくこと）したりすることから、滑らかな動きができなくなっていると考えられます。

このような状態では血流が滞り、血液によって届けられるはずの酸素や栄養が行き渡りにくいことから、痛みのもととなる発痛物質が放出されやすくなります。

これら「組織の硬化」と「痛み」は、互いに原因であり結果でもあるという関係にあります。人間は痛みを感じると、それをさけようとして縮こまるのが普通です。痛みが起こるひざの動かし方を無意識にさけたり、意識して動かさないようにしたりします。ケガなどで安静が必要な場合もありますが、動かさずにいると組織はますます縮こまって硬くなり、滑らかさを失っていきます。**動きが硬い部位は「痛みの発生源」であると同時に、「痛みの結果硬くなった部位」でもある**わけです。

1分ほぐし「お皿八方ほぐし」は、ひざのお皿まわりの硬くなった組織をストレッチしてほぐすことで、「痛み」「動かさない」「組織が硬くなる」という3者が作る悪循環を断ち切る方法です。

痛みのある部位を動かすと、人によっては最初はかなり痛いかもしれません。しかし、痛いからといって軽く

痛みの悪循環を断ち切るお皿八方ほぐし

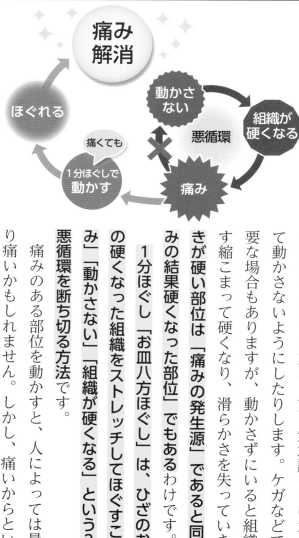

押していると、効果は期待できません。無理は禁物ですが、痛みをこらえて強めに押してほぐしてください。**1分もほぐすうちに筋肉や腱の硬直がゆるんできて血流が回復し、しだいに痛みが消えてくる**はずです。押して痛いと、それ以上強く押すのをためらうかもしれませんが、自分の手で行うお皿八方ほぐしは、力を加減できるところがポイントです。我慢できるぎりぎりの強さで行えばいいでしょう。

1分程度続けても痛みが軽くならない場合は、次の点をもう一度確認しましょう。

❶痛みを発している部位に正しくアプローチできているか

痛みを発している部位をほぐさなければ、痛みは軽くなりません。42《ページ》からの説明を見直し、もう一度お皿を8方向に動かして、痛む箇所を確かめましょう。

❷お皿の骨をきちんと動かせているか

個人差はありますが、お皿の骨は各方向に約1～2《センチ》は動きます。全く動かない場合は、お皿の縁からズレたところを押しているなど、押し方が適切でないかもしれません。もう一度お皿の位置を確かめ、やり方をチェックしてみてください。

❸太ももに力が入っていないか

太ももに力が入っていると、お皿の骨はあまり動きません。ほぐすときは、ひざを伸ばしても太ももに力を入れずにリラックスすることが大切です。

お皿八方ほぐしは東京医科歯科大学病院ひざ痛専門外来のリハビリで必ず指導し、これだけで痛みが引いて驚く患者さんが多い

東京医科歯科大学病院のひざ痛専門外来で行うリハビリでは、専門医による診察でひざ痛の原因が早期に手術が必要なものではないと診断できたら、必ず1分ほぐし**「お皿八方ほぐし」のやり方**を指導します。骨《こつ》切り術や関節鏡手術などの手術（13章参照）を受けた患者さんにも、術後の組織の硬化から起こる慢性痛の発生を予防するため、お皿八方ほぐしを指導します。**最初にお皿八方ほぐしを試すと、たいていの患者さんは顔をゆがめて「痛い」といいます。それでも我慢してしばらく続けると、ひざの痛みが引いてビックリする人がおおぜいいます。**

しかし、これは特別な技術ではありません。患者さん自身の手でできる1分ほぐしです。**痛みで縮こまり、硬くなってしまった組織をゆるめることが、痛みを軽くする近道です**。正しいやり方を覚えて、自分の手でお皿八方ほぐしを続ければ、痛み知らずのひざを手に入れることも十分に可能なのです。

第4章 —— 今ある痛みを除く❷

伸ばすとき痛い、
歩行で着地するとき痛いなら
膝蓋下の腱や脂肪体の硬直
が疑われ、
「ひざ下ほぐし」
で軽快

ひざ下の膝蓋下脂肪体や膝蓋腱が硬い人は、ひざを伸ばすときにお皿が内側上方に動かないため、着地時に痛みが多発

ひざを伸ばすときや歩いていて着地するときに痛い人は、ひざのお皿の骨のすぐ下にある膝蓋下《しつがいか》脂肪体や、ひざ下にある膝蓋腱《けん》が硬くなっているために、ひざを伸ばすさいの関節の動きがうまくいっていない疑いがあります。膝蓋下脂肪体などひざ周囲の組織がもともと硬い人もいますが、関節内の滑膜《かつまく》炎（22ページ参照）が治まった後にひざ周囲の組織が硬くなっていることもあります。硬化が進めば膝蓋下脂肪体が線維化し、ひざの曲げ伸ばしがさらに困難になることもあるので、早めの対処が必要です。

ひざを曲げていくと、すねの骨（脛骨《けいこつ》と腓骨《ひこつ》）は、体の内側に10度ほどねじれるように回旋《かいせん》する動きをします。このことは、正座した姿を背後から見たとき、自然に爪先が内側、かかとが外側へ向いていることからも確かめられます。反対に、**ひざを伸ばしていくと、伸び切る少し前からすねの骨がねじれるように外向きに回旋し、関節が最も安定する位置に収まる**ようになっています。

ねじ込み運動

ひざを伸ばすとすねの骨が外側へ、曲げると内側に回る。

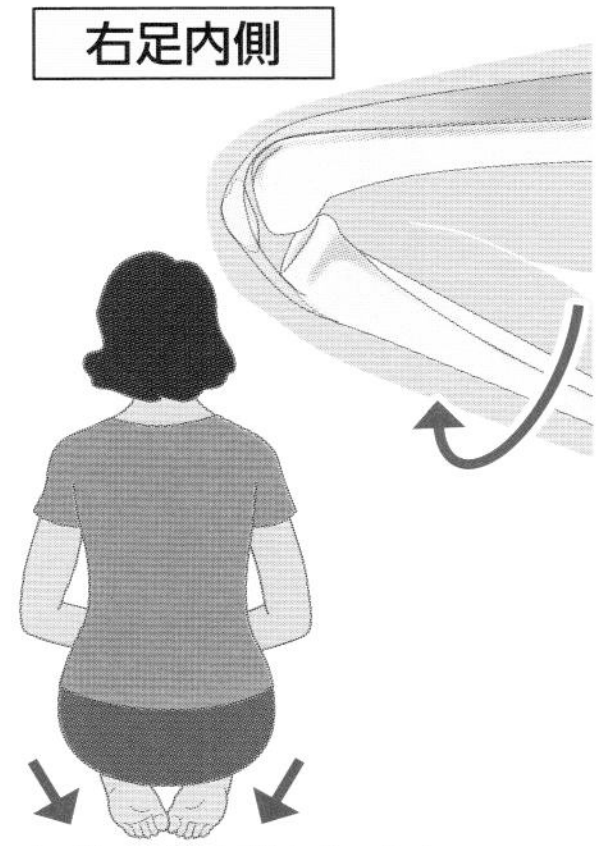

ひざを曲げるとすねの骨が内側に回るため、正座をすると爪先が内側に向く。

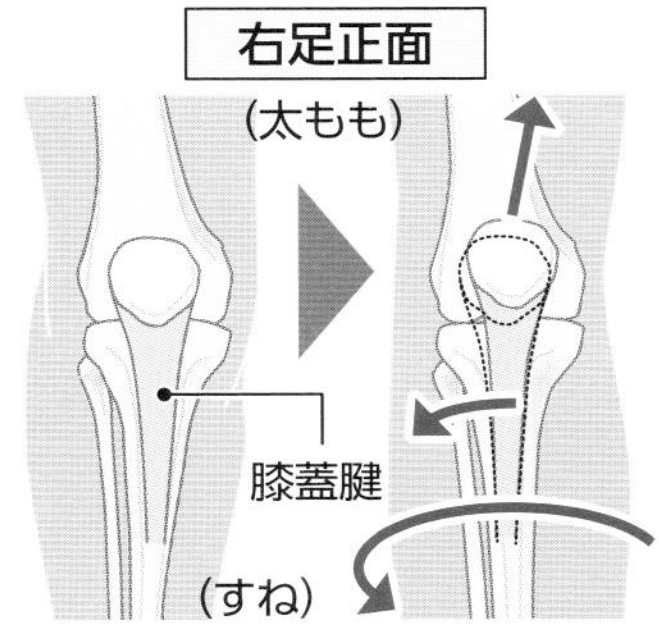

ひざが伸び切るときお皿の骨は太もも内側上方に引き上げられる。この動きと大腿脛骨関節（大腿骨と脛骨の間の関節）の形状から、すねの骨は体の外側へねじれるように回り、安定する位置に収まる。

この動きは大腿《だいたい》脛骨関節（大腿骨と脛骨の間の関節）の形状などから起こる自然なもので、**「ねじ込み運動（スクリューホームムーブメント）」**といいます。ねじ込み運動をスムーズに行うためには、ひざのお皿の骨が柔軟に動く必要があります。**ひざが伸び切るさい、お皿の骨は、太ももの前面の大腿《だいたい》四頭筋が収縮して内側上方に引き上げられます。**これに連動してすねの骨が外向きに回り、ねじ込み運動が起こります。ところが、膝蓋下脂肪体や膝蓋腱が硬くなっていると、お皿が適切な方向に動かないためにねじ込み運動がうまくいかず、ひざが伸び切ってもすねの骨を関節が安定する位置に収めることができません。するとひざ関節に無理な力がかかり、そのまま着地すれば痛みも強まるというわけです。

伸展時や着地時のひざ痛の改善には、膝蓋下脂肪体や膝蓋腱を柔軟にすることが特に重要です。

ひざのお皿の下には膝蓋下脂肪体や膝蓋腱・靭帯・筋肉など敏感な発痛部位が多く、カニの手で行う「ひざ下ほぐし」が急務

変形性膝《ひざ》関節症はひざの軟骨がすり減り、関節が変形して痛みが生じる病気ですが、実は、**軟骨自体には神経が通っていません。**単にひざ軟骨がすり減ったり、軟骨どうしがこすれたりするだけでは痛みは感じないものです。**痛みを感じるのは、主にそのほかの軟部組織（骨以外の筋肉・腱《けん》・靭帯《じんたい》・脂肪体など）**です。

ひざのお皿の下には、痛みを敏感に発する軟部組織がたくさんあります。

例えば、ひざのお皿のすぐ下にある膝蓋下脂肪体《しつがいか》は、お皿の骨・大腿骨《だいたいこつ》・脛骨《けいこつ》のすきまを埋める軟らかい脂肪組織で、クッションのように働いて関節を衝撃から守っていますが、そこには細い血管やたくさんの神経が通っています。そのため、膝蓋下脂肪体は関節内で滑膜炎《かつまく》が起こるとその影響を受けて腫《は》れ、痛みを発します。炎症や腫れが収まれば膝蓋下脂肪体の腫れも収まりますが、炎症後に組織が硬くこわばってしまうことがあり、そうするとまた新たな痛みが生じます。

カニの手でひざ下をほぐす

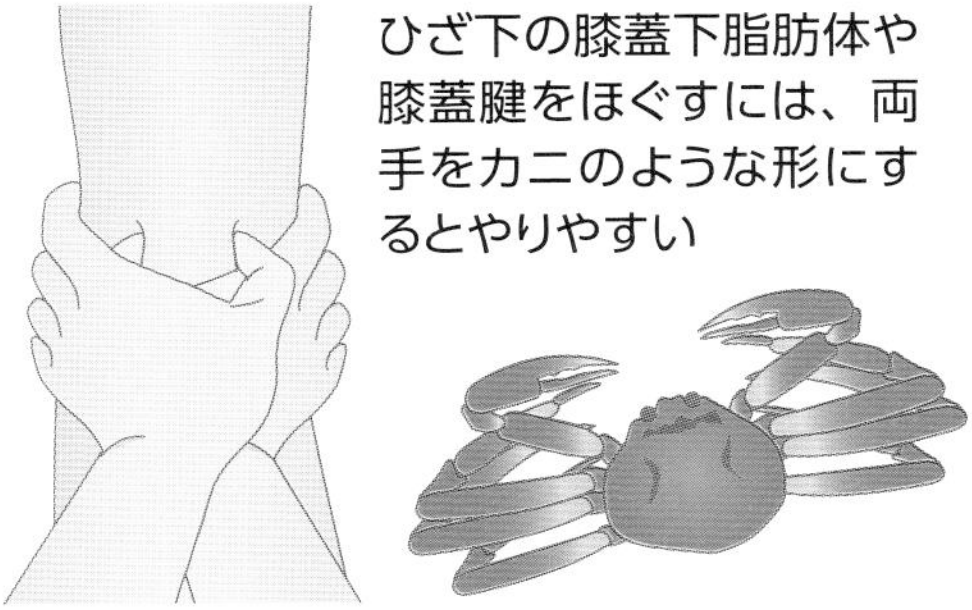

ひざ下の膝蓋下脂肪体や膝蓋腱をほぐすには、両手をカニのような形にするとやりやすい

硬くなった膝蓋下脂肪体では、酸素や栄養を運んで組織を修復しようとする人体のしくみが働き、新しく血管が作られます。これを血管新生といい、血管とともに神経も延びていくので、痛みをさらに感じやすくなります。これが炎症後にも長引く痛み、「慢性痛」の正体と考えられています。

さらに、慢性痛のために患部をかばい、靭帯（骨と骨をつなぐ丈夫な線維組織）、筋肉、腱（筋肉と骨をつなぐ丈夫な線維組織）、脂肪体などがこわばって癒着《ゆちゃく》（くっつくこと）してしまうと、関節のスムーズな動きが妨げられるので、ひざの曲げ伸ばしのさいに痛みを感じるようになります。

関節内の滑膜炎の場合は運動療法では改善が望めないので整形外科やひざの専門医を受診すべきですが、**炎症が治まった後の慢性痛や、硬くなった膝蓋下脂肪体などの軟部組織、それらの癒着からくる痛みの場合には、「1分ほぐし」が有効です。**

ひざ下はさまざまな組織が入り組んでいてほぐしにくい部位ですが、次ページで紹介する、両手をカニのような形にして行う1分ほぐし**「ひざ下ほぐし」**がおすすめです。膝蓋下脂肪体や膝蓋腱をうまくとらえてほぐし、癒着をゆるめることができます。

カニの手で行う

ひざ下ほぐし

硬くなった膝蓋下脂肪体や膝蓋腱をほぐし、痛みを取る

痛むほうの足で行う（ここでは右足で説明）

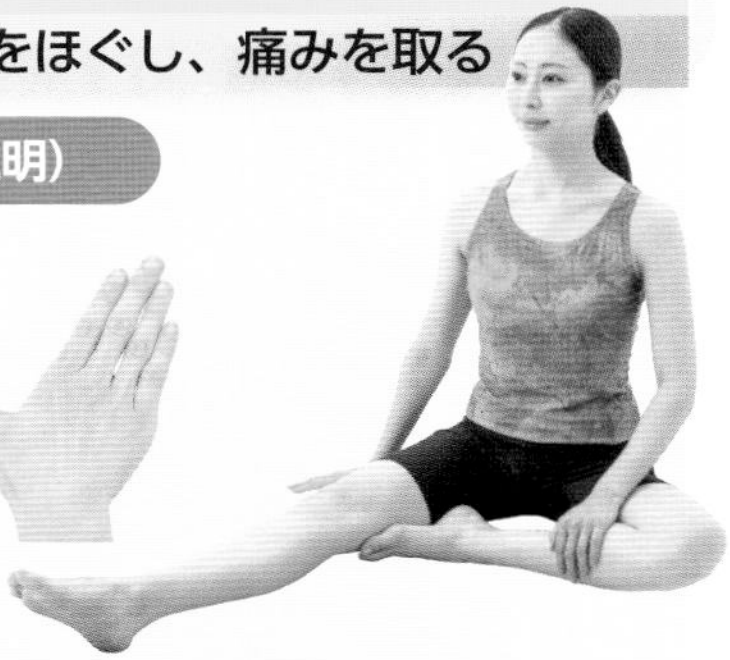

1 床に座って右足を前方に伸ばす。

2 親指とほかの指でL字を作る。

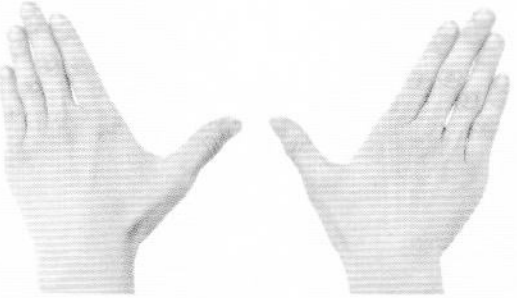

3 左手の親指を立てて、ひざのお皿直下の膝蓋腱の外側（図Ⓑ点）に突っ込むように当て、ほかの指で足をつかむ。右手の親指も同様に図Ⓐ点に突っ込むように当て、ほかの指で足をつかむ。

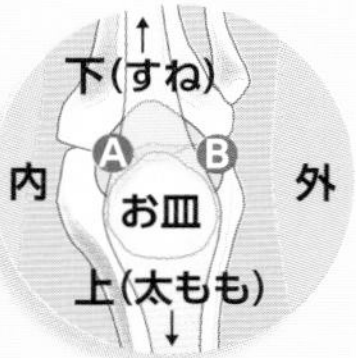

↑
下(すね)
Ⓐ
Ⓑ
内
外
お皿
上(太もも)
↓

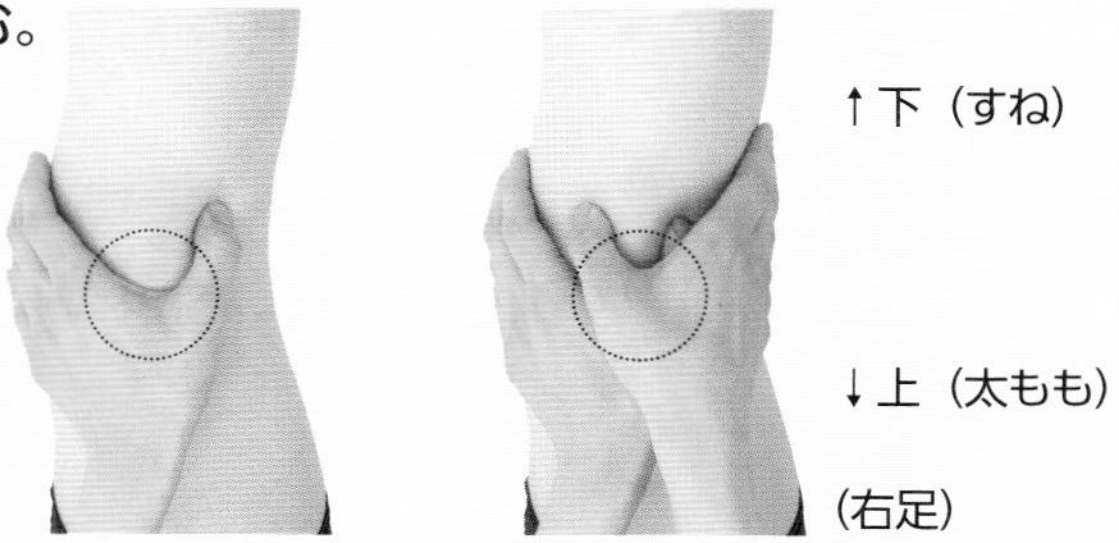

↑下（すね）
↓上（太もも）
（右足）

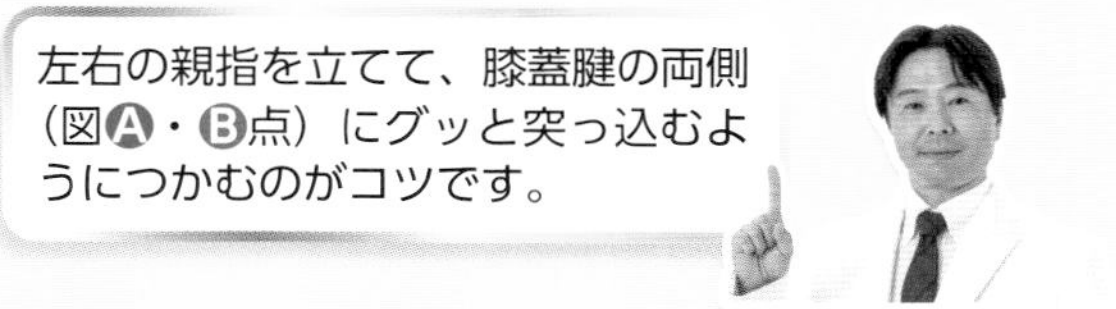

左右の親指を立てて、膝蓋腱の両側（図Ⓐ・Ⓑ点）にグッと突っ込むようにつかむのがコツです。

4 両手の親指を左右に押し動かして、ひざ下をほぐす。

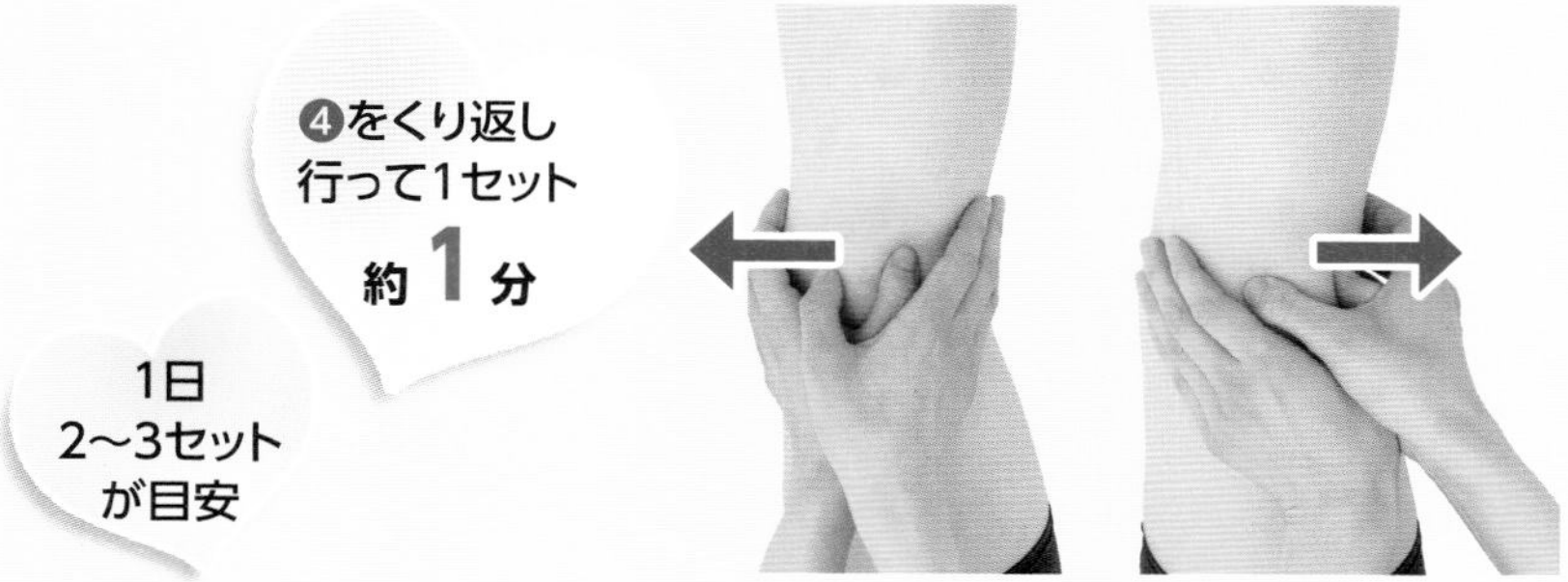

❹をくり返し行って1セット
約1分
1日
2〜3セット
が目安

次に、ひざを伸ばすときのお皿の動きを促す「お皿スライド」を行えば、スムーズに動き伸展時や着地時の痛みが軽快

ひざを伸ばすときは大腿四頭筋《だいたいしとうきん》（太もも前面の中間広筋《ちゅうかんこうきん》・大腿直筋《だいたいちょっきん》・外側広筋《がいそくこうきん》・内側《ないそく》広筋の総称）が収縮します。さらに、ひざが伸び切るときには内側広筋がお皿の骨を内側上方に引き上げ、ねじ込み運動（50ページ参照）が起こります。お皿の動きが硬いままひざをピンと伸ばすと、内側広筋に引っぱられたお皿が外側に向けて傾くような力が働き、すねの骨が外へ回ろうとするねじ込み運動を妨げてしまいます。すると、伸ばしたひざ関節は安定せず、痛みのもととなります。

「ひざ下ほぐし」で膝蓋下《しつがいか》脂肪体や膝蓋腱《けん》をほぐしたら、太ももの筋肉に力を入れながらお皿の骨を内側上方に動かす**「お皿スライド」**を行いましょう。**内側広筋の収縮によってお皿が内側上方に動く感覚をつかむことができ、伸展時や着地時の痛みを軽くするのに役立ちます。**

ひざ伸展にはお皿の動きが重要

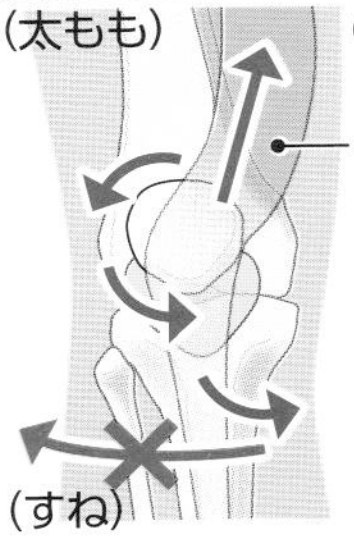
(右足正面)
内側広筋はお皿の骨と膝蓋腱を介して脛骨につながっている

ひざのお皿が動かないと、内側広筋が収縮したときお皿が外側に回るような力が働き、脛骨のねじ込み運動（赤い矢印）を妨げる

ひざを伸ばす動きを助ける

お皿スライド

太ももの筋肉とお皿の骨の連動を促し、伸展時や着地時の痛みを軽くする

痛むほうの足で行う（ここでは右足で説明）

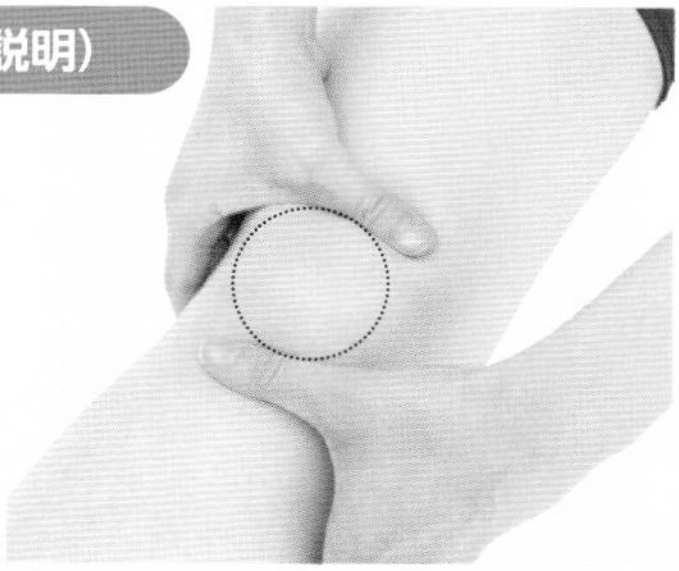

1 床に座って右足を前方に伸ばす。

2 右手で足をつかむようにして、親指をお皿の上縁に当てる。同様に、左手の親指をお皿の下縁に当てる。

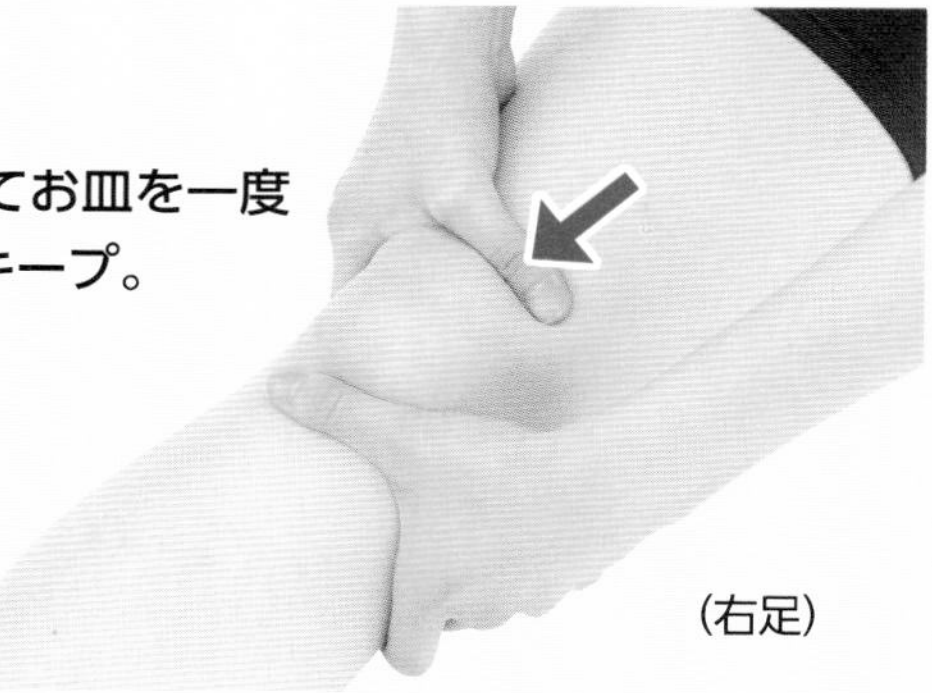

（右足）

3 右手親指に力を入れてお皿を一度下に押し下げ、５秒キープ。

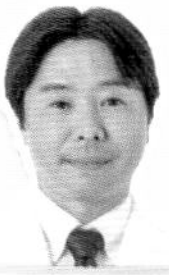

❸ではずみをつけて、❹でお皿が正しい方向にスライドするよう、指で力添えするイメージで行いましょう。

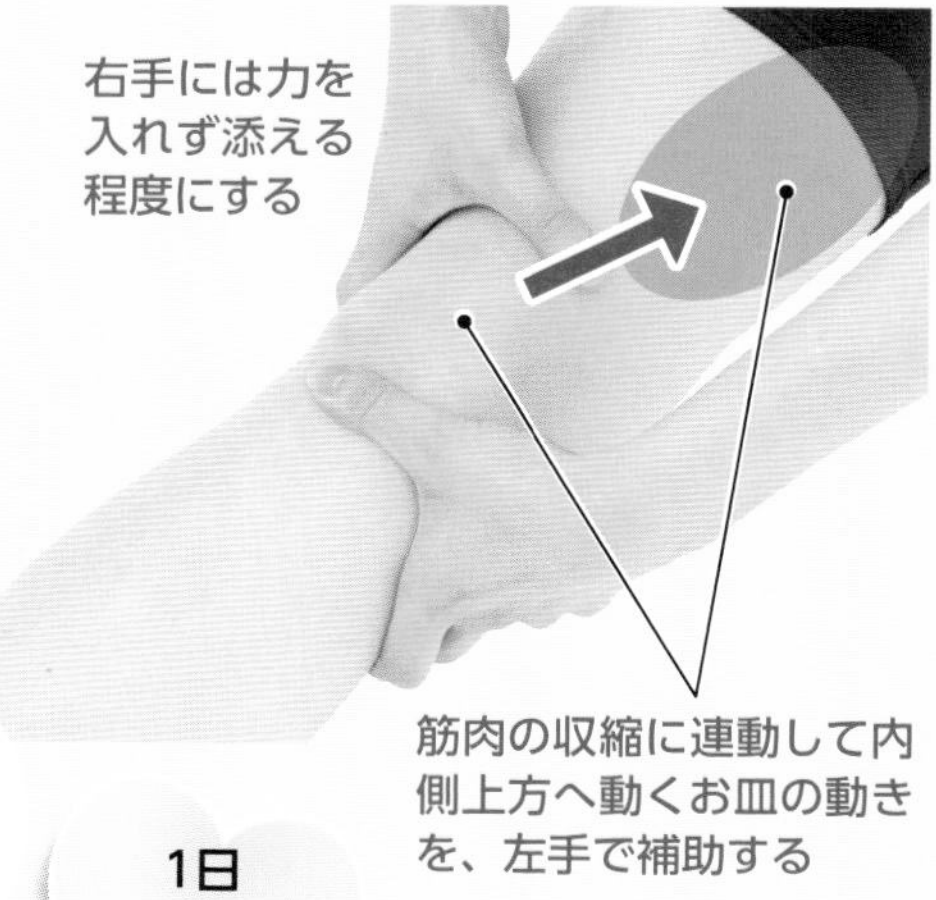
右手には力を入れず添える程度にする
筋肉の収縮に連動して内側上方へ動くお皿の動きを、左手で補助する

4 太もも前面の筋肉に力を入れると同時に、左手親指でお皿を内側上方に押し上げ、５秒キープ。

❸〜❹を6回行って1セット 約**1**分

1日 2〜3セットが目安

第5章 —— 今ある痛みを除く❸

ひざが伸び切らない人は着地時のひざへの衝撃が大きく、太ももに力こぶを作ってお皿を内側上方に動かす「ひざ裏のばし」が急務

ひざを伸ばしても伸び切らない人は関節が不安定で着地時のスラストも多発し、1分ほぐし「ひざ裏のばし」で防げ

床に座り、両足を前に伸ばしてみましょう。手でひざを押さえずにひざ裏が床につく人は少ないかもしれませんが、自分ではひざをピンと伸ばしているつもりなのにひざ裏と床の間にこぶしが入るほどすきまができる人は、**ひざの伸展機構**（大腿四頭筋《だいたいしとうきん》→膝蓋骨《しつがいこつ》→膝蓋腱《けん》→脛骨《けいこつ》の連携によってひざを伸ばすしくみ。28ジペー参照）がうまく働いていないと考えられます。ひざ痛に対する**東京医科歯科大学式「1分ほぐし」**では、ひざのお皿が滑らかに動くことに加え、ひざの伸展機構が正常に働くこと、つまり、**ひざをピンと伸ばすことを重視します。ひざ関節は、曲がり切ったときと伸び切ったときは安定しますが、曲げ伸ばしの途中は不安定になりやすい構造**をしているからです。ひざが伸び切らない状態で立っていたり、歩行時に着地したりすると、不安定なところに偏った荷重がかかるため、ひざ関節を傷める原因となるのです。

ひざが伸び切らないままで歩いていると、着地時に、体重がかかる側のひざが体の

中心から外側に移動するようにブレる **「ラテラル・スラスト（スラスト）」**（30ジペー参照）も起こりやすくなります。**スラストが起こると、歩くたびに内側の関節軟骨がすり減ったり、半月板が傷んだりして、ひざの変形や痛みを悪化させる原因となります。**

スラストが起こる原因には、伸展機構の不具合のほかにも、**O脚《オーきやく》や股関節《こ》・足関節の硬さ、太ももの筋力不足、**加齢による**靭帯《じんたい》（骨と骨をつなぐ丈夫な線維組織）のゆるみ**などもありますが、まずは意識してひざをピンと伸ばすことがとても重要です。

日常生活では、スポーツの準備運動などを除けば、ひざを意識して伸ばす機会は多くありません。デスクワークでパソコンに向かう時間が長い人や、自宅で過ごすことが多い高齢者は特に、イスに腰かけてひざを曲げていることが多いでしょう。

あるいは、ひざに痛みがあって、無意識にひざを伸ばし切らないまま立ち歩くことが習慣化している場合もあります。これでは、ひざをかばっているつもりで、かえって負担をかけていることになります。ひざが曲がっているとどうしてもねこ背になるため、全身のバランスもくずれがちになります。

1分ほぐし **「ひざ裏のばし」** で、ひざ裏を気持ちよく伸ばしましょう。ひざをピンと伸ばして伸展機構がうまく働けば、**ひざ関節が安定し、立ち歩くときのひざ痛を改善**することができます。

ひざ裏のばしは長座で太ももに力を入れて
ひざを限界まで伸ばせばよく、
爪先を自分に向けるのがコツ

立っているときや歩くときにひざをピンと伸ばすために使う筋肉は、太ももの前面にあります。大腿直筋《だいたいちょっきん》・内側広筋《ないそくこうきん》・外側広筋《がいそくこうきん》・中間広筋《ちゅうかんこうきん》からなる大腿四頭筋《しとうきん》という大きな筋肉群です。一方、ひざを曲げるときに使う主な筋肉は、太ももの背面にある大腿二頭筋《にとうきん》・半腱様筋《はんけんようきん》・半膜様筋《はんまくようきん》からなるハムストリングス、ふくらはぎにある腓腹筋《ひふくきん》などです。

ひざを伸ばすときは大腿四頭筋が収縮し、ひざのお皿の骨が内側上方に動いて膝蓋《しつがい》腱《けん》（ひざのお皿と脛骨《けいこつ》をつなぐ丈夫な線維組織）が脛骨（すねの骨）を引っぱるのですが、このときひざ裏が十分に伸び切らない理由は、主に3つあります。

1つは、ひざ関節の軟部組織（膝蓋下脂肪体や膝蓋腱など）の硬直によってお皿の骨が適切な位置に動かないこと。これは「お皿八方ほぐし」（39ページ参照）や「ひざ下ほぐし」（52ページ参照）で改善できます。2つめは太もも前面の大腿四頭筋の硬さです。

ひざを伸ばすときの筋肉の動き

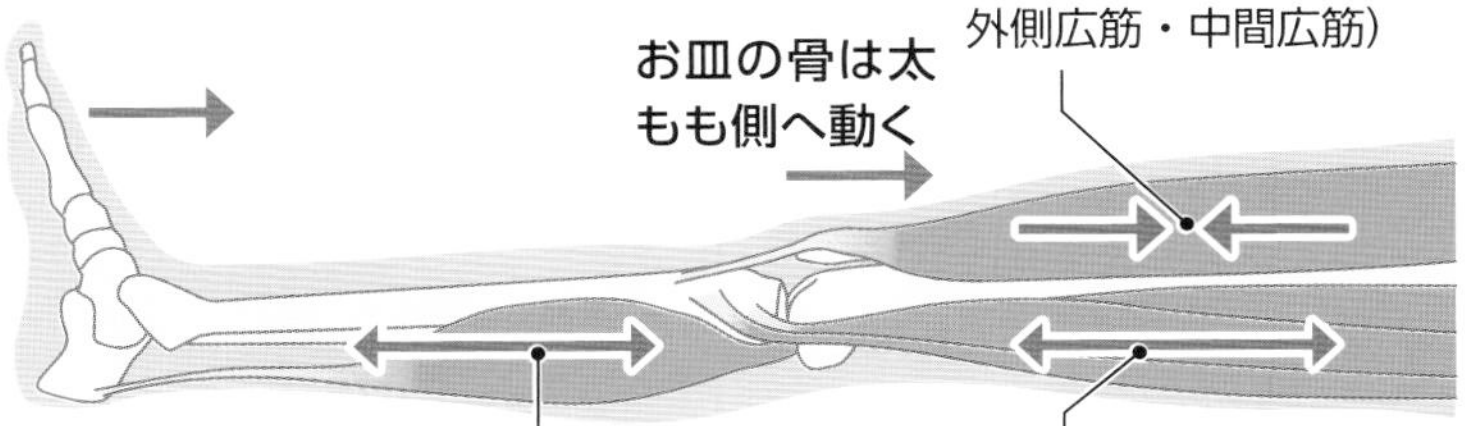

そしてもう1つは、**太もも裏のハムストリングスや腓腹筋、それらの筋肉が骨に付着する部位の腱が硬い**ことがあげられます。

「ひざ裏のばし」は太もも前面の大腿四頭筋を収縮させると同時に、背面のハムストリングスやふくらはぎの腓腹筋と腱を一挙にストレッチできる1分ほぐしです。

長座して太ももに力を入れ、ひざを限界まで伸ばすだけなので、誰でも簡単に行うことができます。ひざがよく伸びない人は、最初は痛みを感じるかもしれませんが、**毎日の習慣にすれば、ひざ裏が徐々に伸びるようになり、立ち歩くときにひざが安定して、ひざ痛の改善が期待できます。**また、ラテラル・スラスト（30ページ参照）が起こるのを回避し、**変形性膝関節症の進行を防ぐことにもつながります。**

さらに、爪先をひざ側に引いてひざ裏のばしを行えば、効果がより大きくなるとともに、**ひざの負担の軽減に欠かせない足首の柔軟性もアップ**します。

太ももに力を入れて ひざ裏のばし❶

太もも裏・ふくらはぎをほぐし、伸展時のひざの痛みを和らげる

痛むほうの足で行う（ここでは右足で説明）

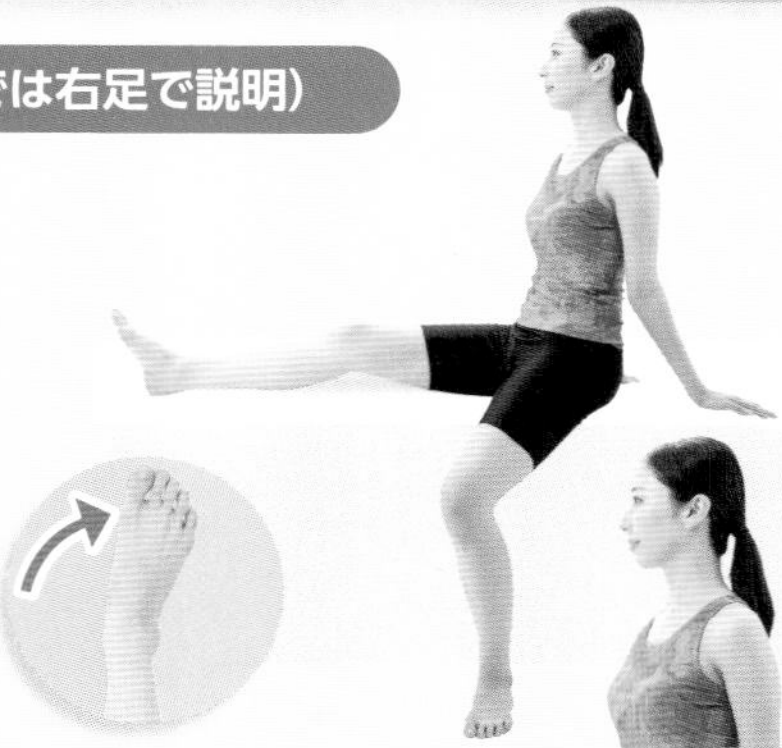

1 ベッドなどに腰かけ、両手で体を支えて右足を伸ばす。爪先をやや外側に向ける。

片足を台上に乗せ、爪先を少し外側に向けると股関節が外旋し、太もも内側の筋肉が働きやすくなる

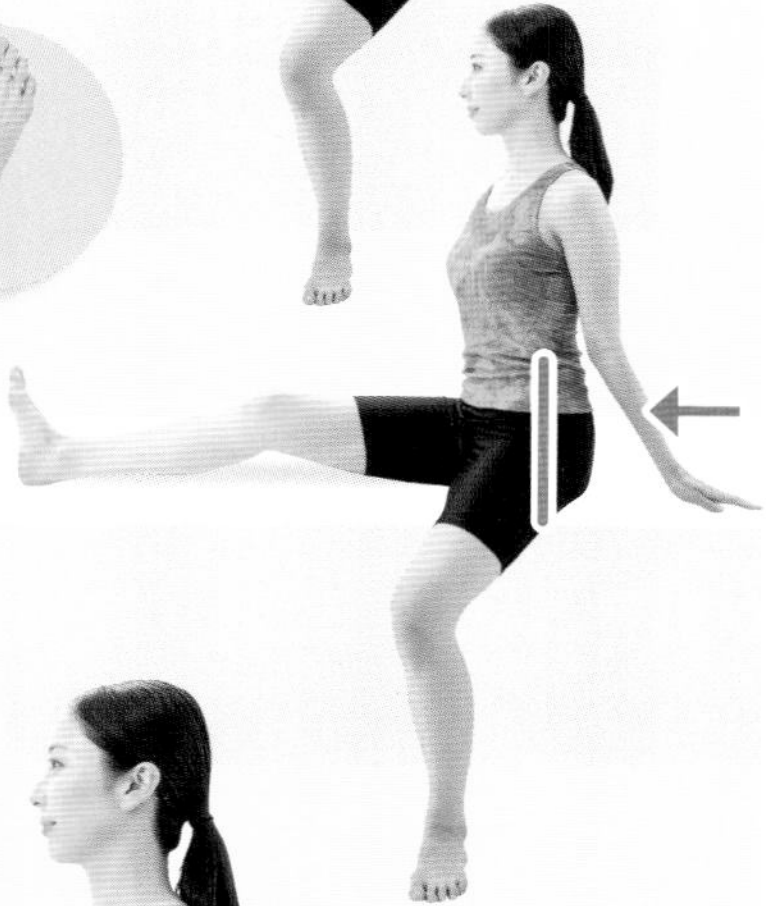

2 両腕を体に近づけて背すじを伸ばし、骨盤を立てる。

3 太もも前面に力を入れ、お皿の骨と爪先を手前に引くようにして、ひざ裏を座面につけるつもりで伸ばす。5秒キープ。

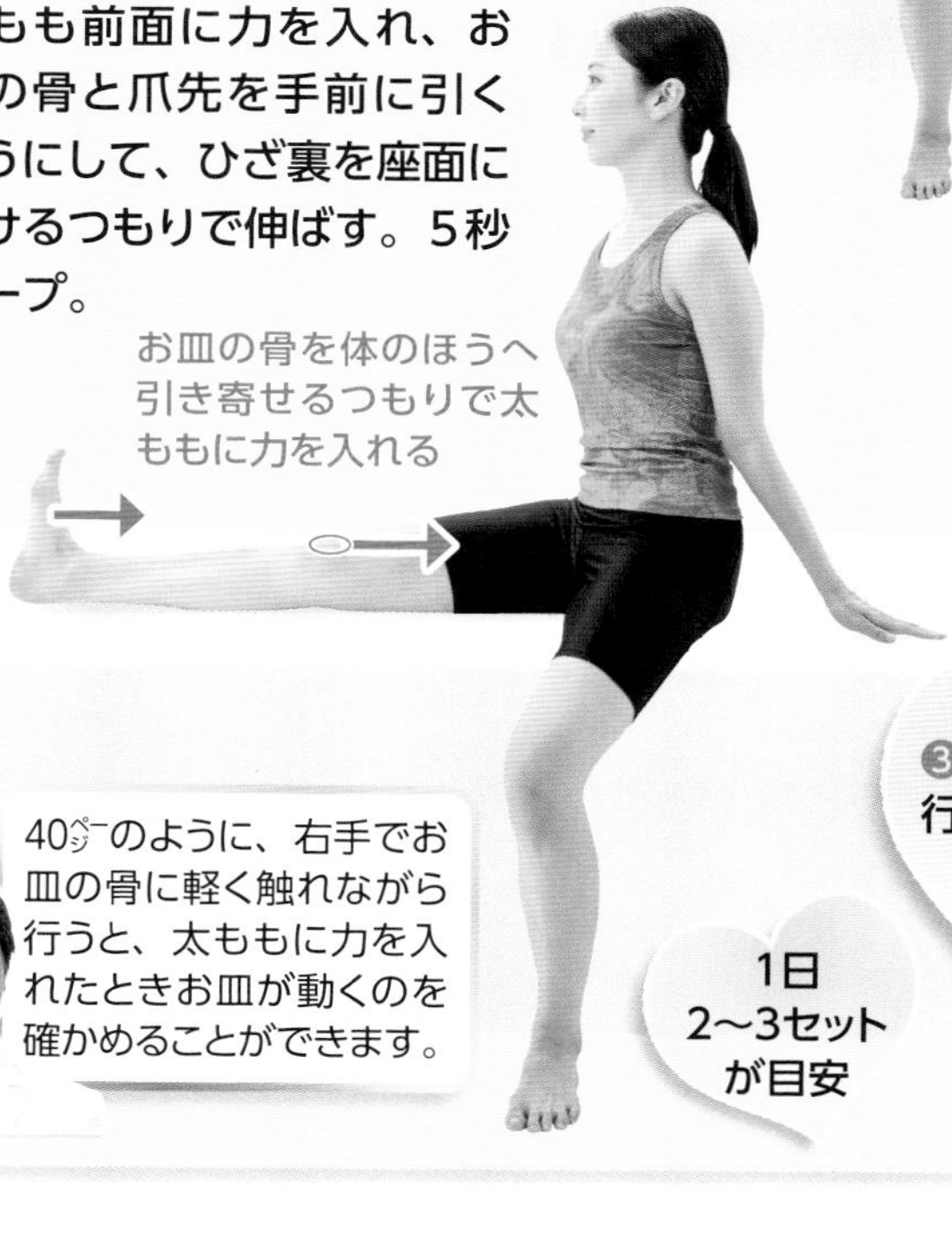

お皿の骨を体のほうへ引き寄せるつもりで太ももに力を入れる

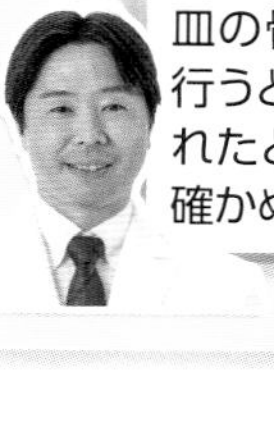

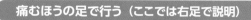

40㌻のように、右手でお皿の骨に軽く触れながら行うと、太ももに力を入れたときお皿が動くのを確かめることができます。

❸をくり返し行って1セット
約**1**分

1日
2～3セット
が目安

ひざ裏のばしがうまくできない人は ひざ裏に丸めたタオルを置き ひざ裏で押しつぶすのがよく、痛みがスッと和らぐ

ひざが曲がった状態が長く続いている人は、太もも前面の筋肉に力を入れても、連動してひざのお皿の骨が動いて**ひざが伸び切るという感覚**がなかなかつかめず、「ひざ裏のばし」をうまくできないかもしれません。

そんなときは、タオルを丸めたものや握りこぶしをひざ裏の下に置き、これを押しつぶすようにひざ裏のばしをやってみましょう。ひざをただ伸ばすよりも、**目標物があるほうが、ひざ裏を伸ばす感覚がわかりやすい**はずです。タオルなどを押しつぶすときに**太もも前面の筋肉に力が入り、お皿が動く感覚**をよく確認してください。

ひざ裏のばしはひざ周辺の筋肉や腱《けん》などを一度に動かすので、血流がよくなり、痛みがスッと和らぎます。体が温まったお風呂上がりなどの習慣にすれば、さらに効果的です。毎日続けるうちにひざ関節の周辺が徐々にほぐれ、太もも裏面やふくらはぎの筋肉も柔軟になって、ひざをピンと伸ばし切れるようになってきます。

タオルを使って

ひざ裏のばし②

太もも裏・ふくらはぎをほぐし、伸展時のひざの痛みを和らげる

痛むほうの足で行う（ここでは右足で説明）

1 ベッドなどに腰かけ、両手で体を支えて右足を伸ばす。爪先をやや外側に向ける。ひざの下に丸めたタオルを入れる。

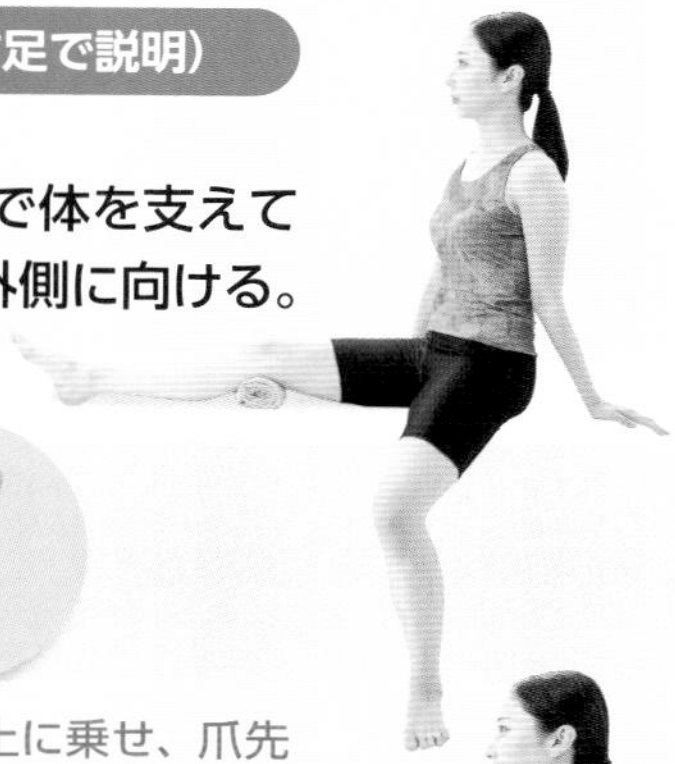

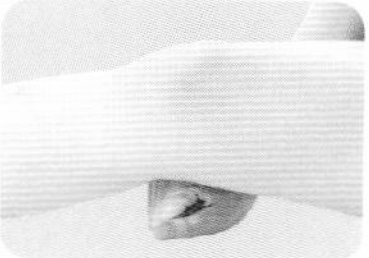

タオルの代わりに握りこぶしを入れてもいい

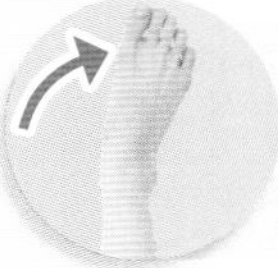

片足を台上に乗せ、爪先を外側に向けると股関節が外旋し、太もも内側の筋肉も働きやすくなる

2 両腕を体に近づけて背すじを伸ばし、骨盤を立てる。

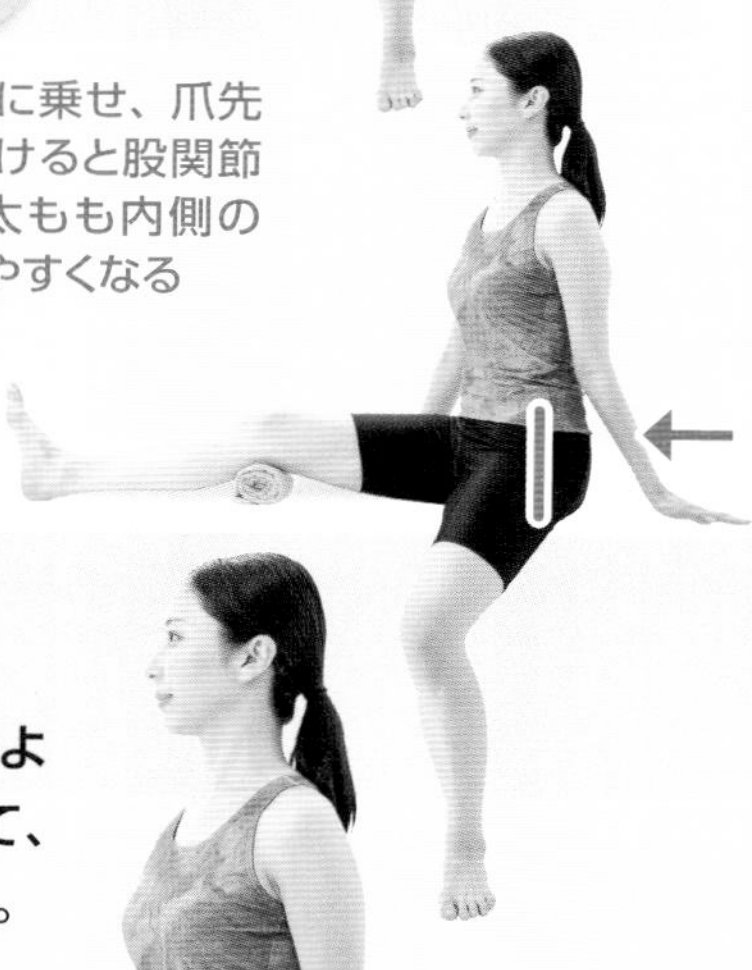

3 ひざ裏でタオルを押しつぶすように太もも前面に力を入れて、ひざ裏を伸ばす。５秒キープ。

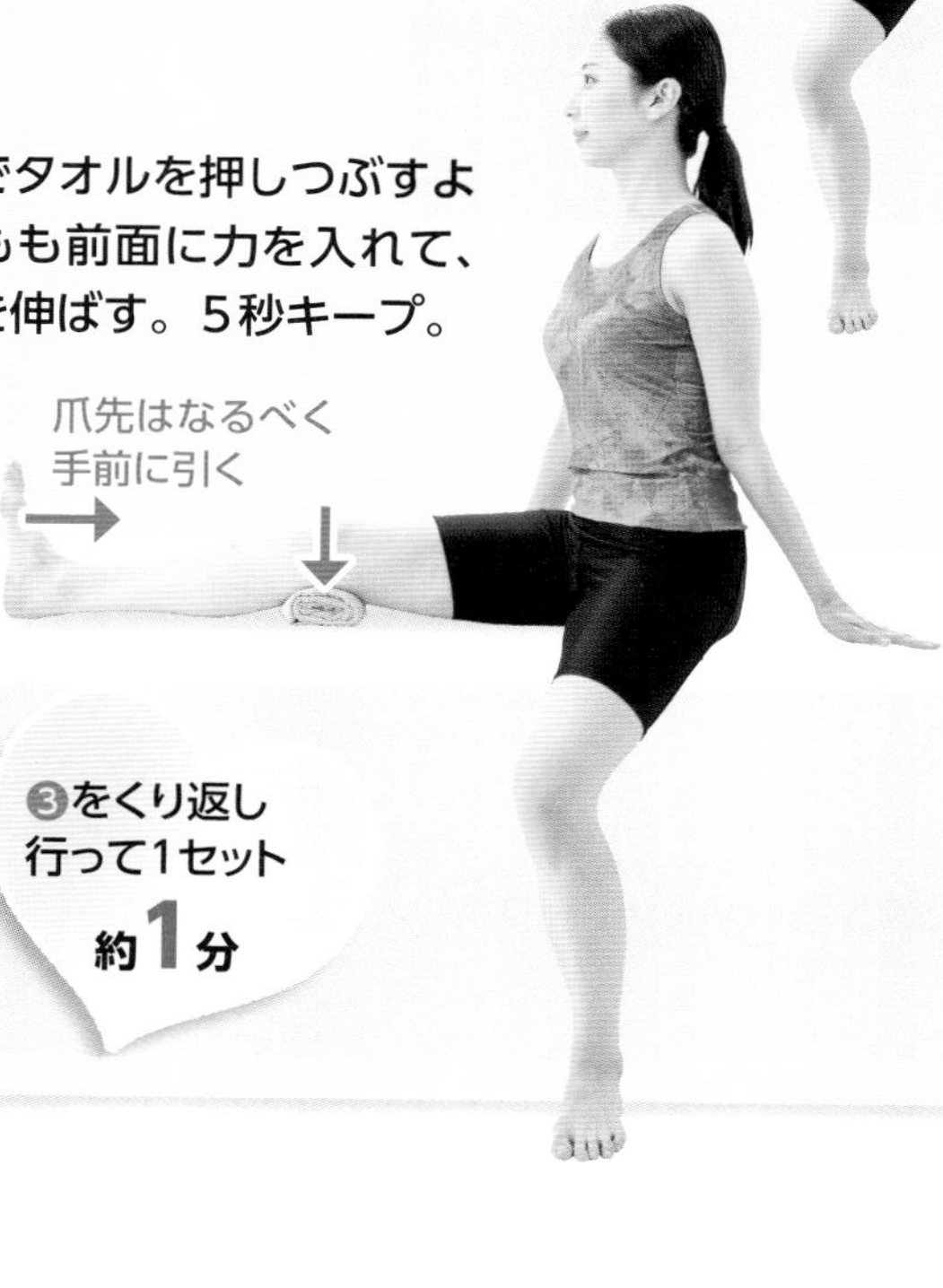

爪先はなるべく手前に引く

❸をくり返し行って1セット 約1分

1日 2〜3セットが目安

第6章 —— 今ある痛みを除く④

O脚でひざの内側が痛む人は「内ひざほぐし」、X脚でひざの外側が痛む人やあぐらでひざが痛む人は「外ひざほぐし」で痛みが緩和

内ひざが痛い人はひざ下の鵞足など内側の筋肉・腱が硬直しがちで、「内ひざほぐし」でゆるめれば改善

ひざの内側が痛い人は、ひざ内側からひざ下へ伸びる筋肉・腱《けん》が硬直しがちです。これらはハムストリングス（太もも裏の筋肉）と同様、ひざを曲げるときに働くので、ここが硬くなると、ひざを伸ばしたときに脛骨《けいこつ》（すねの骨）が外側へ回旋《かいせん》する「ねじ込み運動（スクリューホームムーブメント。51ページ参照）」がうまくいかなくなり、内ひざに無理がかかって、内ひざ痛の原因となります。

ひざ下内側には、**鵞足**《がそく》＊（半腱様筋《はんけんようきん》・縫工筋《ほうこうきん》・薄筋《はっきん》の骨への付着部）という腱や、半膜様筋が骨に付着する腱があります。

これらを1分ほぐし「内ひざほぐし」でよくほぐしましょう。**筋肉や腱の硬直がゆるみ、痛みが改善すると同時に、スムーズなねじ込み運動を促すことで無理のないひざの曲げ伸ばしができるようになり、痛みの改善につながります。**

内ひざの痛み好発部位

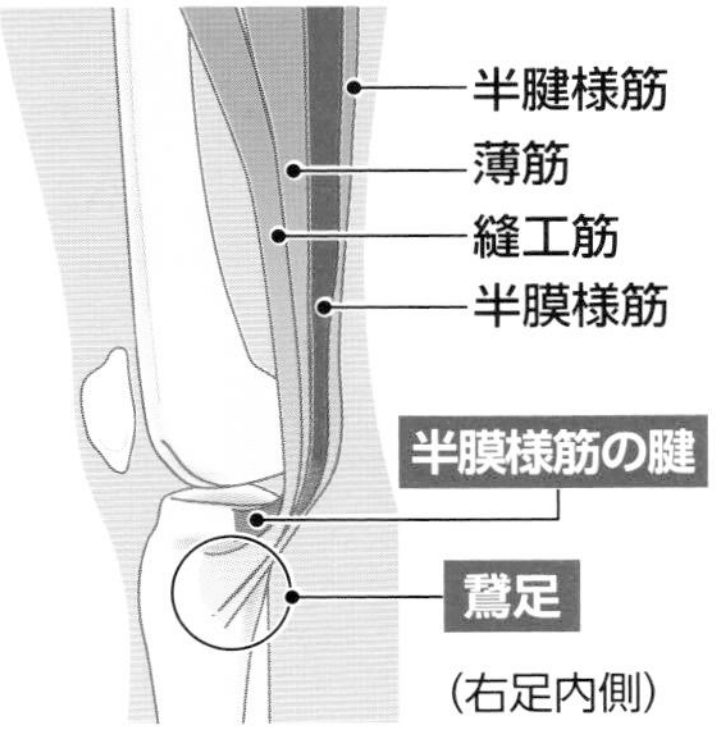

＊ガチョウ（鵞鳥）の足に似ていることからついた名称

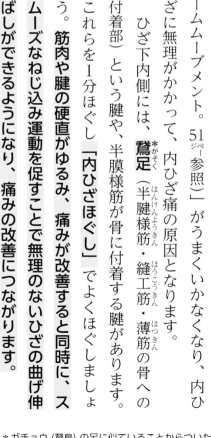

鵞足をほぐす

内ひざほぐし①

ひざ内側の鵞足をほぐし、内ひざの痛みを和らげる

痛むほうの足で行う（ここでは右足で説明）

1 床に座って右足を直角に立てる。

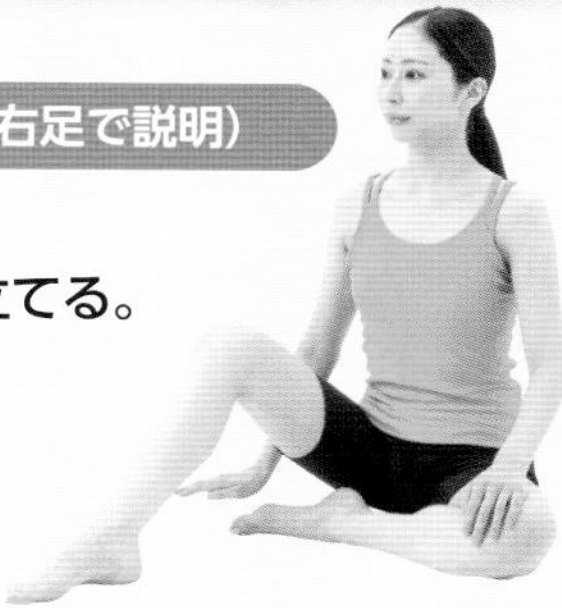

2 すねの骨（脛骨）の内側を右手の親指でたどっていき、ひざのお皿近くで骨が盛り上がる部分を見つける。
盛り上がりの直下が鵞足。

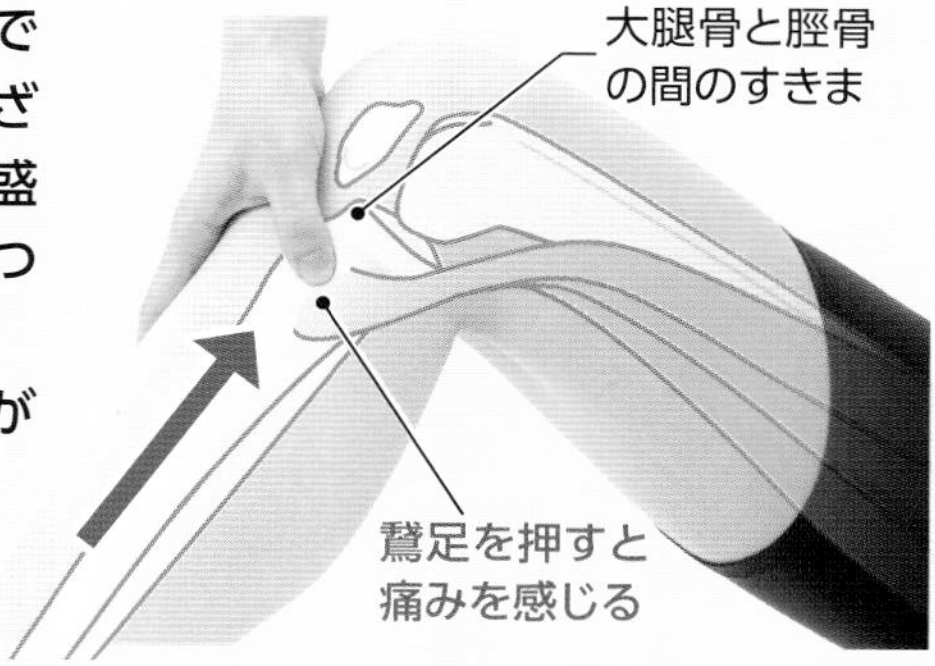

注意 鵞足の上にある、ややくぼんだ部分（大腿骨と脛骨のすきま）を押して痛い場合は、関節内の炎症の可能性があるので、内ひざほぐしは行わず、医師に相談すること。

3 鵞足に両手の親指を当てて強く押し、腱に沿って指を移動させながらマッサージする。

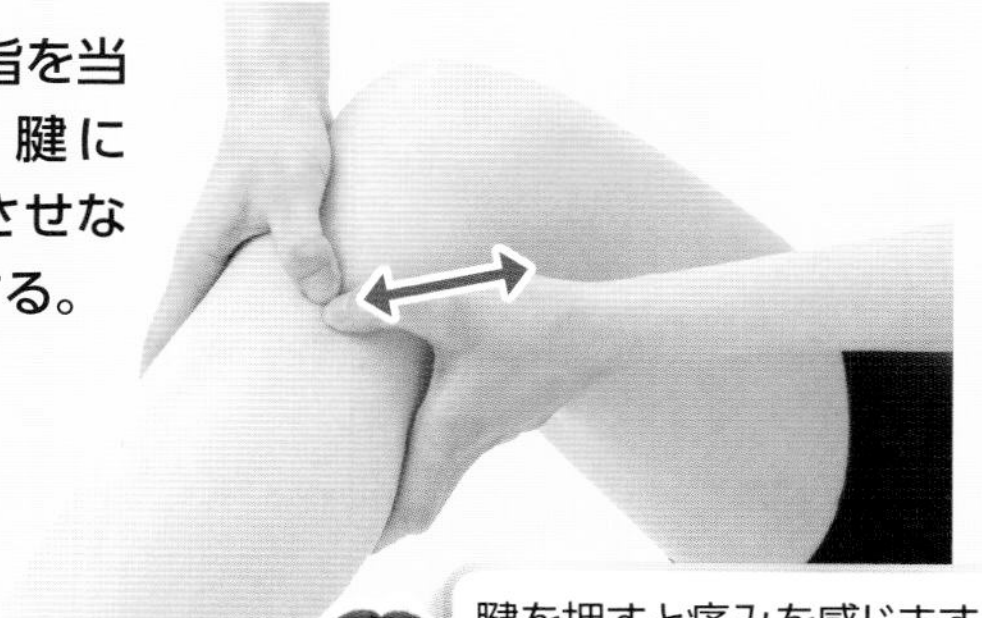

❸をくり返し行って1セット
約**1**分

1日
2〜3セット
が目安

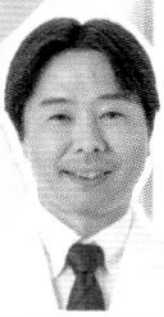

腱を押すと痛みを感じますが、我慢して押しほぐすうちに痛みが軽くなってくるはずです。

半膜様筋の腱をほぐす

内ひざほぐし❷

ひざ内側の半膜様筋の腱をほぐし、内ひざの痛みを和らげる

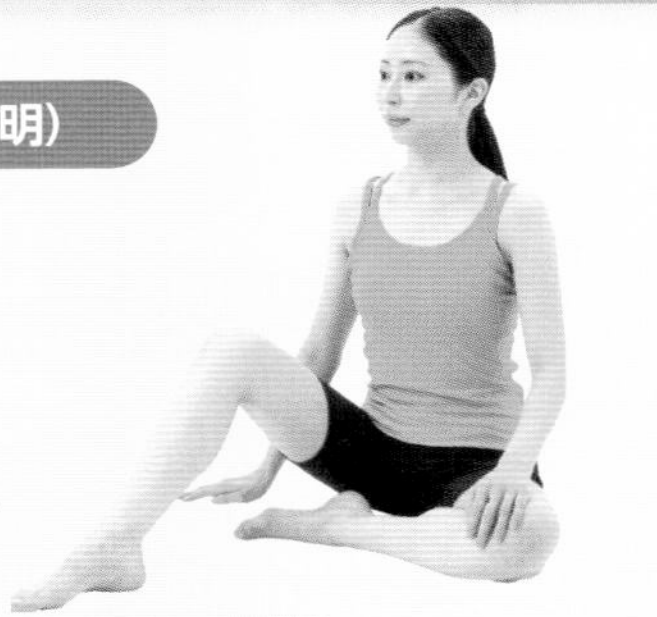

痛むほうの足で行う（ここでは右足で説明）

1 床に座って右足を直角に立てる。

2 ひざの内側、脛骨（すねの骨）と大腿骨（太ももの骨）の間のすきまを見つける。そこから1センチ下、指幅1本ひざ裏のほうへ移動したところにあるすじが半膜様筋の腱。

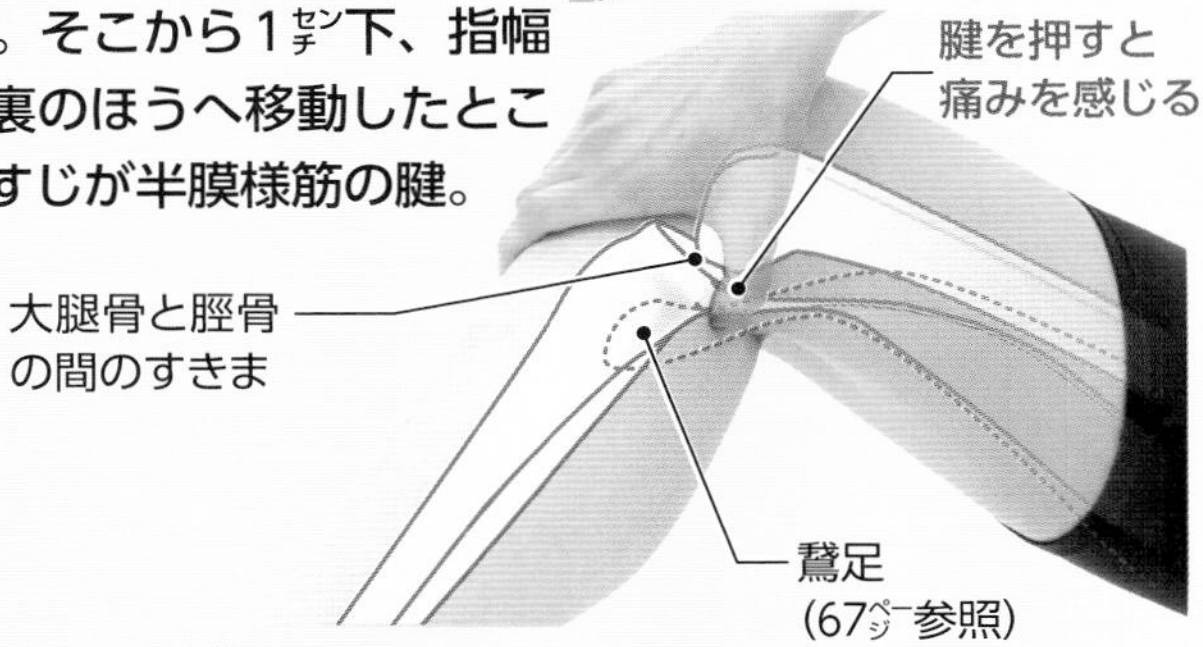

注意 大腿骨と脛骨の間を押して痛い場合は、関節内の炎症の可能性があるので、内ひざほぐしは行わず、医師に相談すること。

3 半膜様筋の腱に両手の親指を当てて強く押し、腱に沿って指を移動させながらマッサージする。

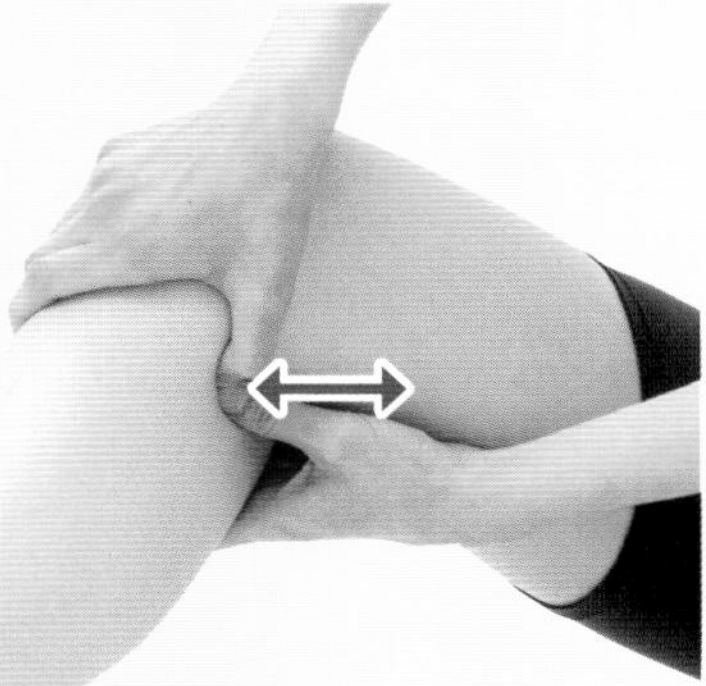

❸をくり返し行って1セット
約**1**分

1日
2〜3セット
が目安

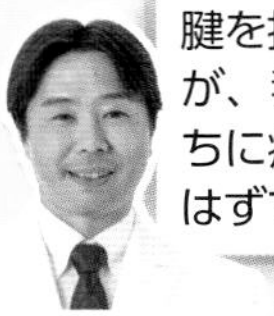

腱を押すと痛みを感じますが、我慢して押しほぐすうちに痛みが軽くなってくるはずです。

外ひざが痛い人は腸脛靭帯など外側の筋肉・靭帯が硬直しやすく、「外ひざほぐし」でゆるめれば軽快

ひざの外側、ひざから太もも外側にかけての痛みは、その部位の筋肉や靭帯《じんたい》の硬直からきています。歩行時は、ひざが内側に引っぱられすぎないように、また足をまっすぐ踏み出せるように、腸脛靭帯《ちょうけいじんたい》（腰骨の大腿筋膜張筋《だいたいきんまくちょうきん》から脛骨《けいこつ》につながる丈夫な線維組織）という靭帯が絶えず働いています。そのため腸脛靭帯は疲労がたまりやすく、1分ほぐし「外ひざほぐし」で腸脛靭帯の硬直をゆるめれば、外ひざの痛みを軽くすることができます。

特に、O脚《オーきゃく》の人や、足をまっすぐ振り出す動作が多いランナーなどは、腸脛靭帯がひざ外側の大腿骨の出っぱりにこすれて炎症を起こすことがよくあり、ほぐすとらくになるはずです。

腸脛靭帯

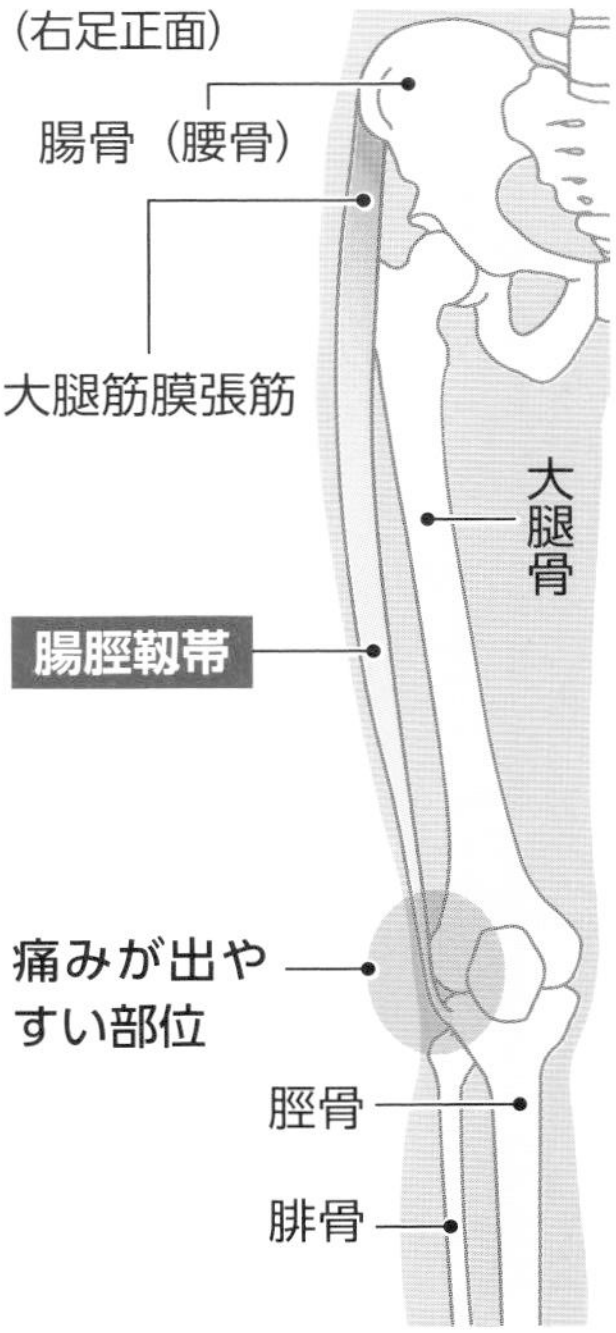

腸脛靭帯をほぐす

外ひざほぐし

ひざ外側の腸脛靭帯をほぐし、外ひざの痛みを和らげる

痛むほうの足で行う（ここでは右足で説明）

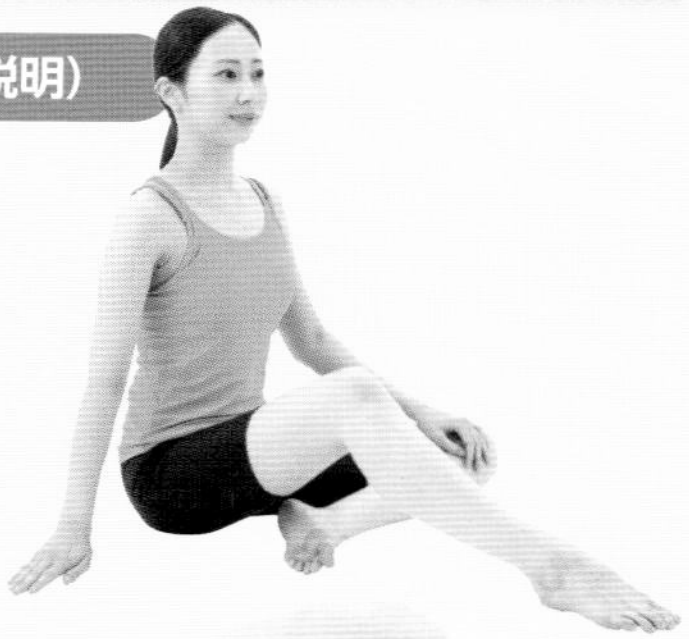

1 床に座って右足を直角に立てる。

2 右手の親指で、お皿の外側の大腿骨の出っぱりから太ももの側面を押し、腸脛靭帯（すじ）を見つける。

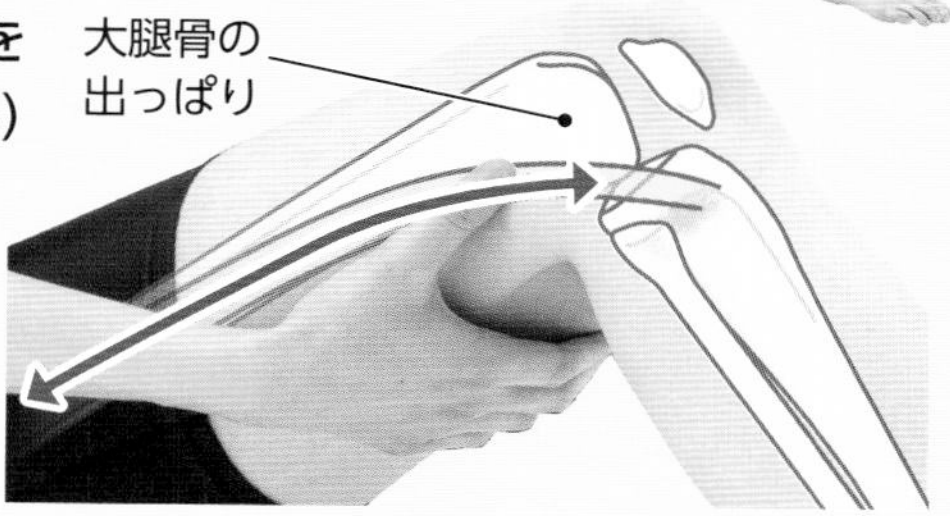

3 右手で握りこぶしを作り、腸脛靭帯の付着部から太ももの外側全体をマッサージする。

腸脛靭帯を押すと痛みを感じますが、我慢して押しほぐすうちに痛みが軽くなってくるはずです。

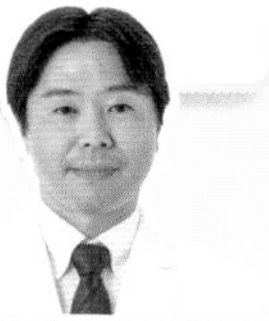

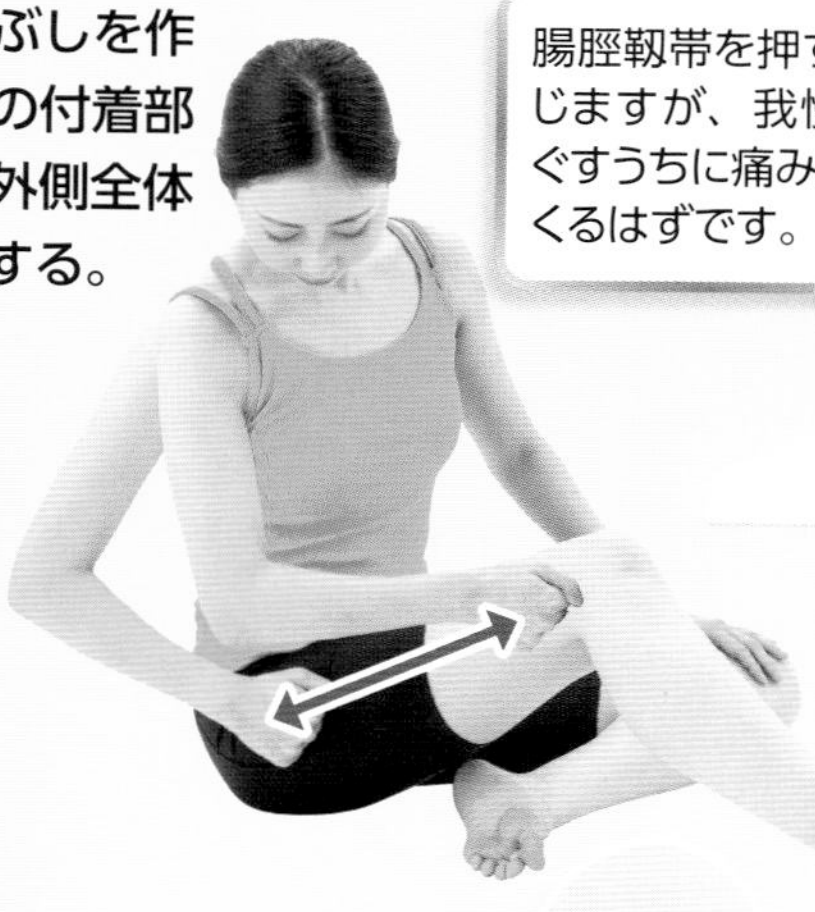

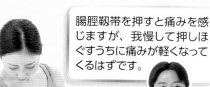

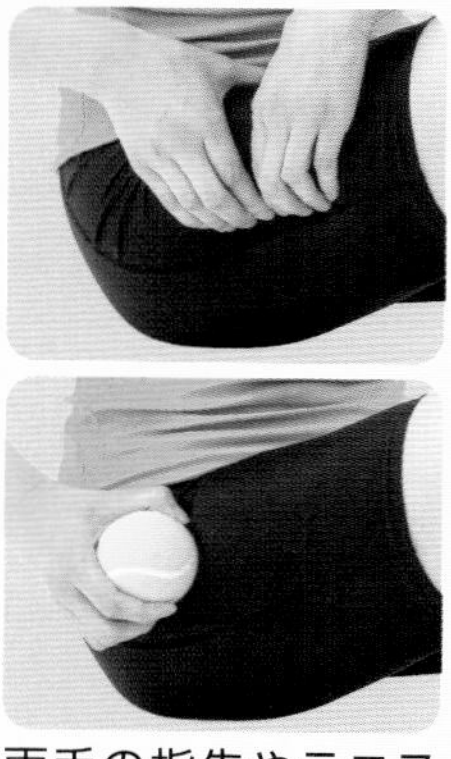

両手の指先やテニスボールなどを使ってもみほぐしてもいい

1日
2〜3セット
が目安

❸をくり返し
行って1セット
約1分

第7章 —— 今ある痛みを除く⑤

曲げるとき痛い、
正座がつらいタイプの
ひざ痛なら、
「ひざ上ほぐし」
で軽快

ひざを曲げるとき痛い人は ひざ上の筋肉や腱が硬いせいで、「ひざ上ほぐし」でゆるめれば痛みが和らぐ

ひざを伸ばした状態から曲げていくと、お皿の骨は関節の動きにつれて大腿骨《だいたいこつ》（太ももの骨）の下面に向かって移動し、正座するようにひざを曲げ切ったところで、関節が安定する位置に収まります（38ページ参照）。

このときお皿の骨が動くことはとても重要です。お皿の骨が動くことによって、太もも前面の筋肉から延びる腱《けん》（筋肉と骨をつなぐ丈夫な線維組織）が大腿骨と強く摩擦するのをさけることができるからです。

ひざを曲げるときに痛みを感じる人は、ひざ上の筋肉や腱が硬くなって、お皿の動きが妨げられていると考えられます。

1分ほぐし**「お皿八方ほぐし」**（39ページ参照）でお皿の骨が自在に動くようにすると同時に、**ひざ上の筋肉や腱を「ひざ上ほぐし」でゆるめましょう。**お皿の骨の動きがよりスムーズになり、血流もよくなるので、痛みを和らげる効果があります。

両手で行う ひざ上ほぐし①

ひざ上の筋肉と腱をほぐし、ひざを曲げるときの痛みを和らげる

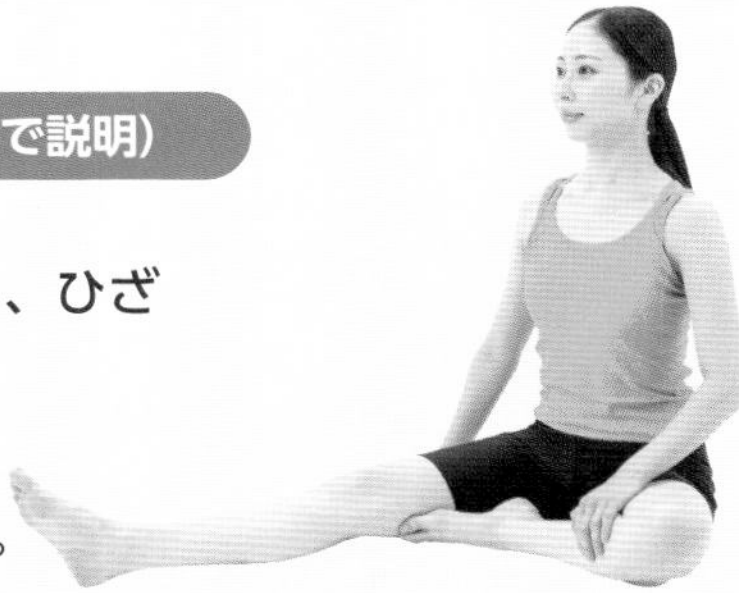

痛むほうの足で行う（ここでは右足で説明）

1 床に座って右足を前方に出し、ひざをできるだけ伸ばす。

2 親指とほかの指でＬ字を作る。

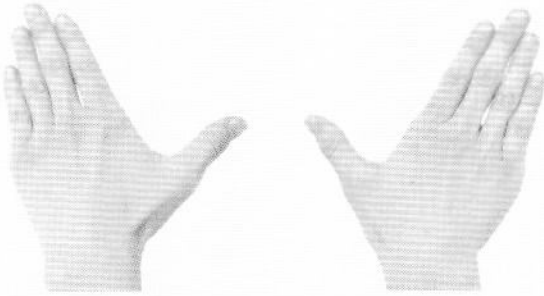

3 両手で足をつかむようにして、ひざ上 10センチほどのところに当てる。

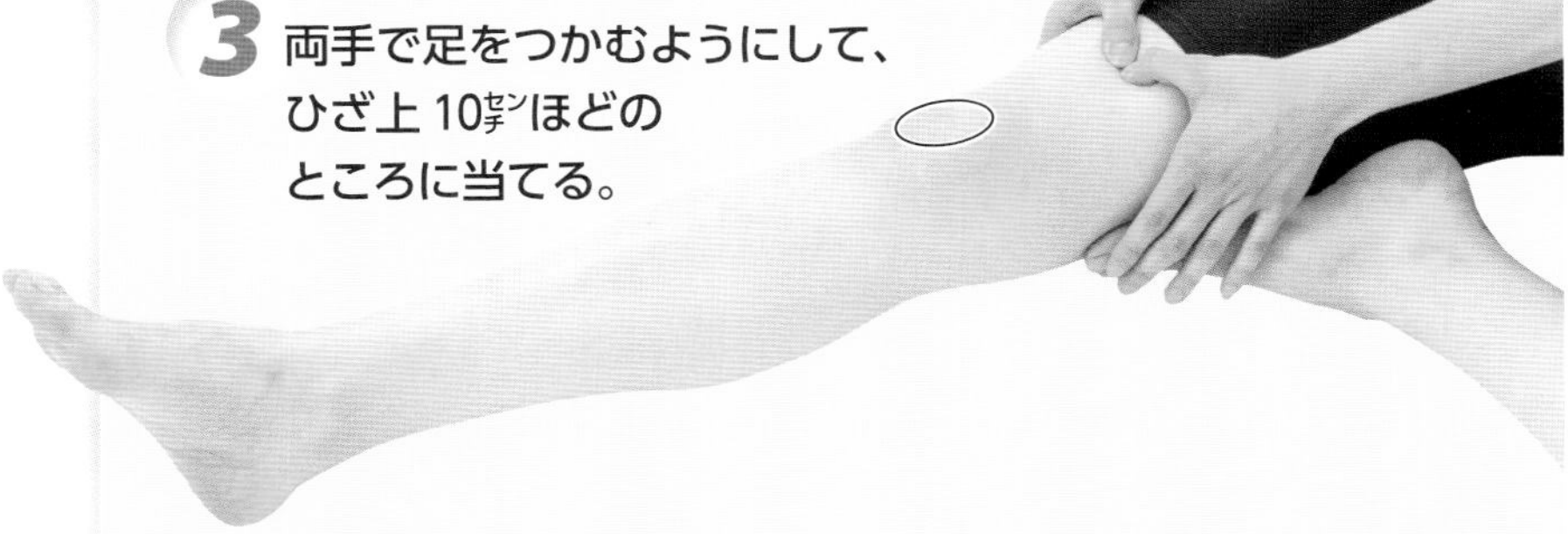

4 親指に力を入れ、ひざのお皿の骨に向かってもみほぐす。

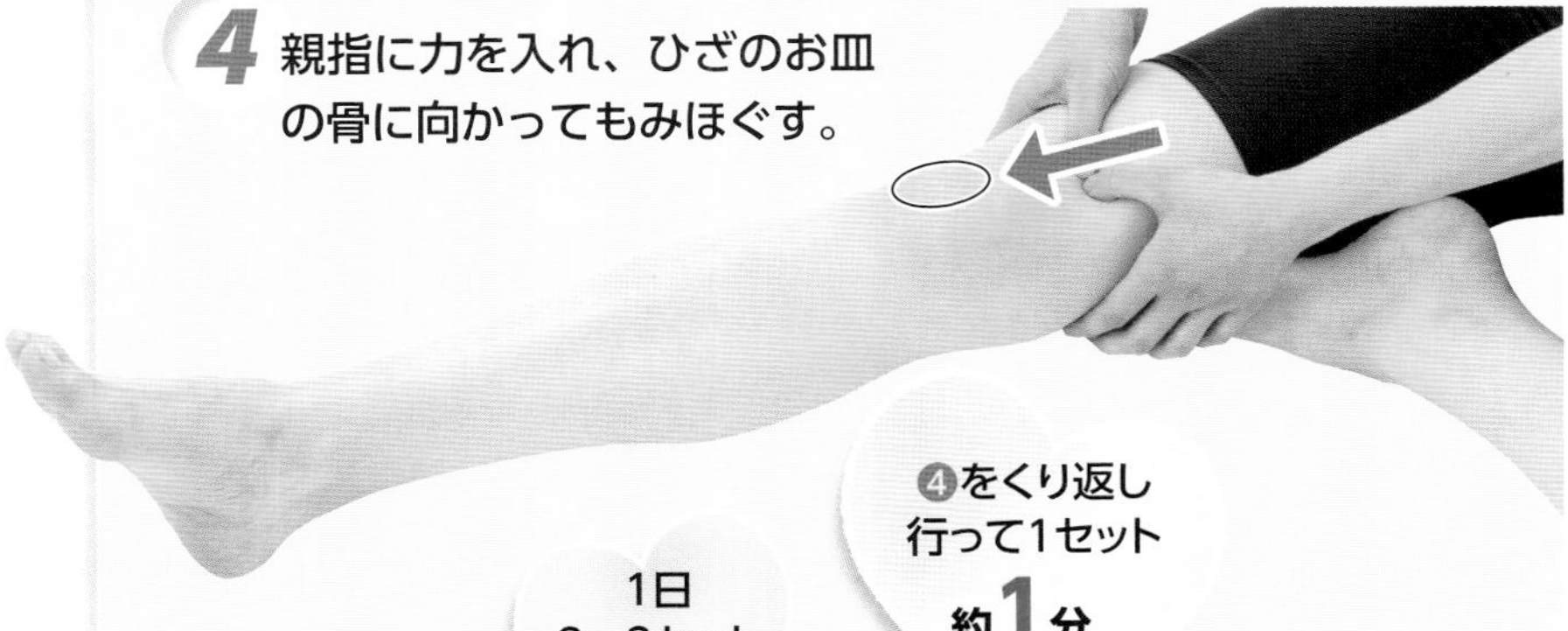

❹をくり返し行って1セット
約1分

1日
2～3セット
が目安

次にうつぶせになってひざを曲げひざ上の大腿四頭筋付着部を伸ばすのが重要で、徐々に正座できるようになる人が多い

太もも前面の大腿四頭筋《だいたいしとうきん》（中間広筋《ちゅうかんこうきん》・大腿直筋《だいたいちょっきん》・外側広筋《がいそくこうきん》・内側広筋《ないそく》の総称）は、腱《けん》（筋肉と骨をつなぐ丈夫な線維組織）を介してひざのお皿の骨に付着しています。

腱や大腿四頭筋が硬いと太もも前面が伸びにくく、ひざを曲げるさいのお皿の骨の滑らかな動きが妨げられるため、しゃがんだり、階段の上り下りをしたりするたびに痛みが出るようになります。

これを解消するには、1分ほぐし「ひざ上ほぐし②」がおすすめです。うつぶせになってひざを曲げるだけの簡単さですが、筋肉と腱を伸ばし、柔軟にすることができます。起床時や就寝時にベッドの上でもできる手軽さから毎日の習慣にしたところ、大腿四頭筋のお皿の骨への付着部が徐々に伸びやすくなって、曲げるときの痛みが和らぎ、正座ができるようになったという人もおおぜいいます。

ひざを曲げると痛い場合は、このほか、ひざを曲げるときの「ねじ込み運動（スク

リューホームムーブメント。51ページ参照)」がうまくいっていない可能性もあります。

ひざを曲げるとき、すねの骨(脛骨《けいこつ》と腓骨《ひこつ》)が体の内側に10度ほどねじれるように回旋《かいせん》するねじ込み運動が起こりますが、これがうまくいかないと、曲げるときにひざ関節に無理な力がかかり、痛みのもととなります。

太もも前面・背面の筋肉と腱

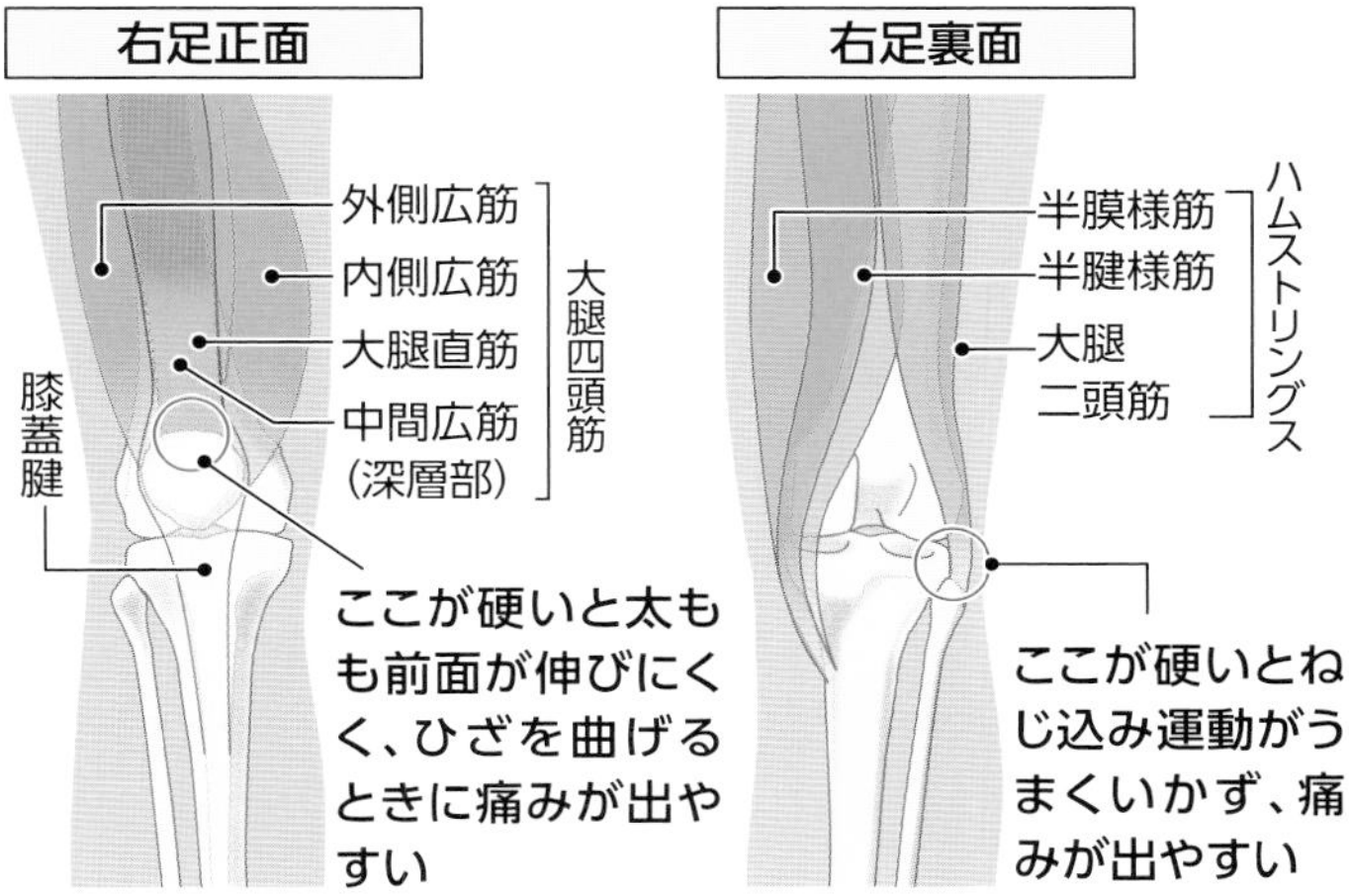

これは、太もも外側の腸脛靭帯《ちょうけいじんたい》(腰骨の大腿筋膜張《だいたいきんまくちょう》筋《きん》から脛骨につながる丈夫な線維組織。69ページ参照)や、ハムストリングス(太もも裏の筋肉)のうちひざ外側の大腿二頭筋の骨への付着部が硬く、すねの骨を外向きに引っぱってしまうことから起こります。
この場合はあおむけで行う**「内ももリセット」**がおすすめです。ひざの外側をストレッチすると同時に、ひざを内側に回旋させるさいに内側のハムストリングス(半膜様筋・半腱様筋)が働くのを意識することでスムーズなねじ込み運動を促し、ひざを曲げるのがらくになります。これも寝たまま行える1分ほぐしなので、起床時や就寝時の習慣にするといいでしょう。

うつぶせで行う

ひざ上ほぐし❷

ひざ上の筋肉と腱をほぐし、ひざを曲げるときの痛みを和らげる

痛むほうの足で行う（ここでは右足で説明）

1 うつぶせに寝て左手を額の下に置く。
右足を曲げ、右手で足の爪先をつかむ。

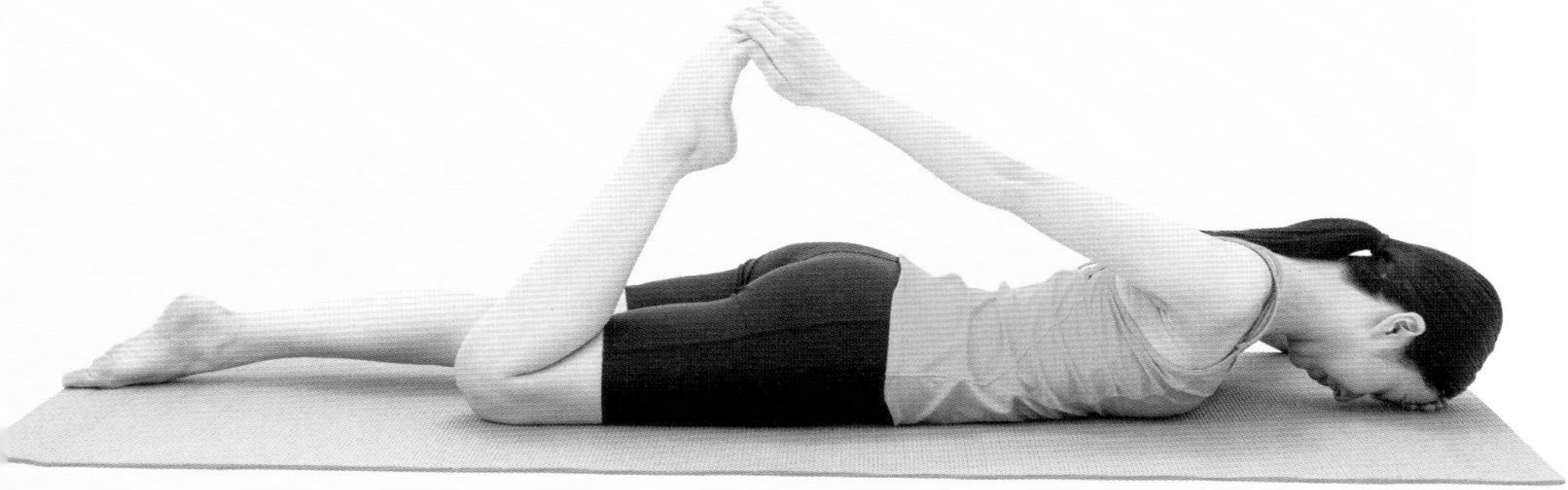

2 手を引いて、できるところまでひざを曲げたら、10 秒キープ。

3 ❶の体勢に戻る。

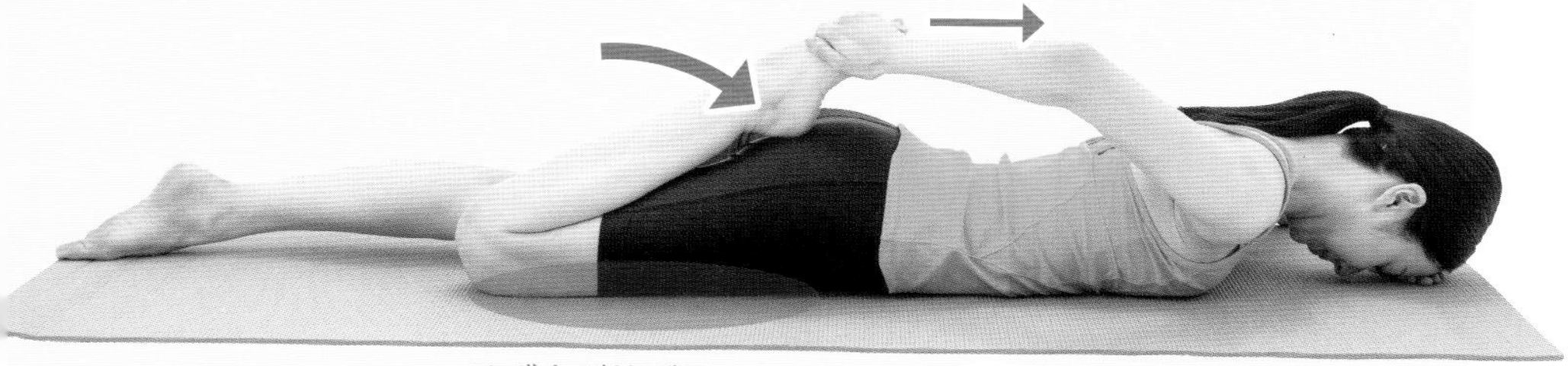

ひざ上が伸びるのを
意識する

❶〜❷を
くり返し行って
1セット
約**1**分

1日
2〜3セット
が目安

足の爪先に手が届かない場合

爪先に手が届かない人は無理をせず、足首をクロスする方法で行いましょう。

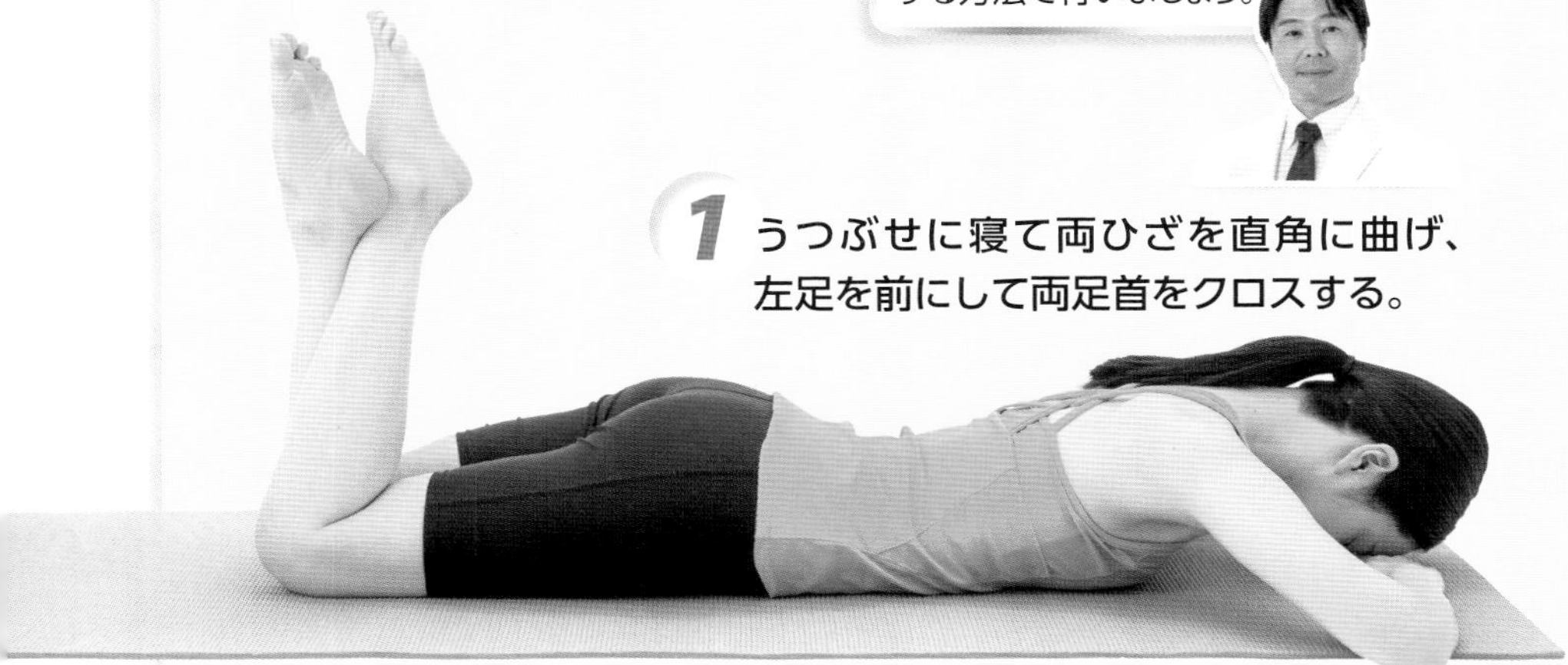

1 うつぶせに寝て両ひざを直角に曲げ、左足を前にして両足首をクロスする。

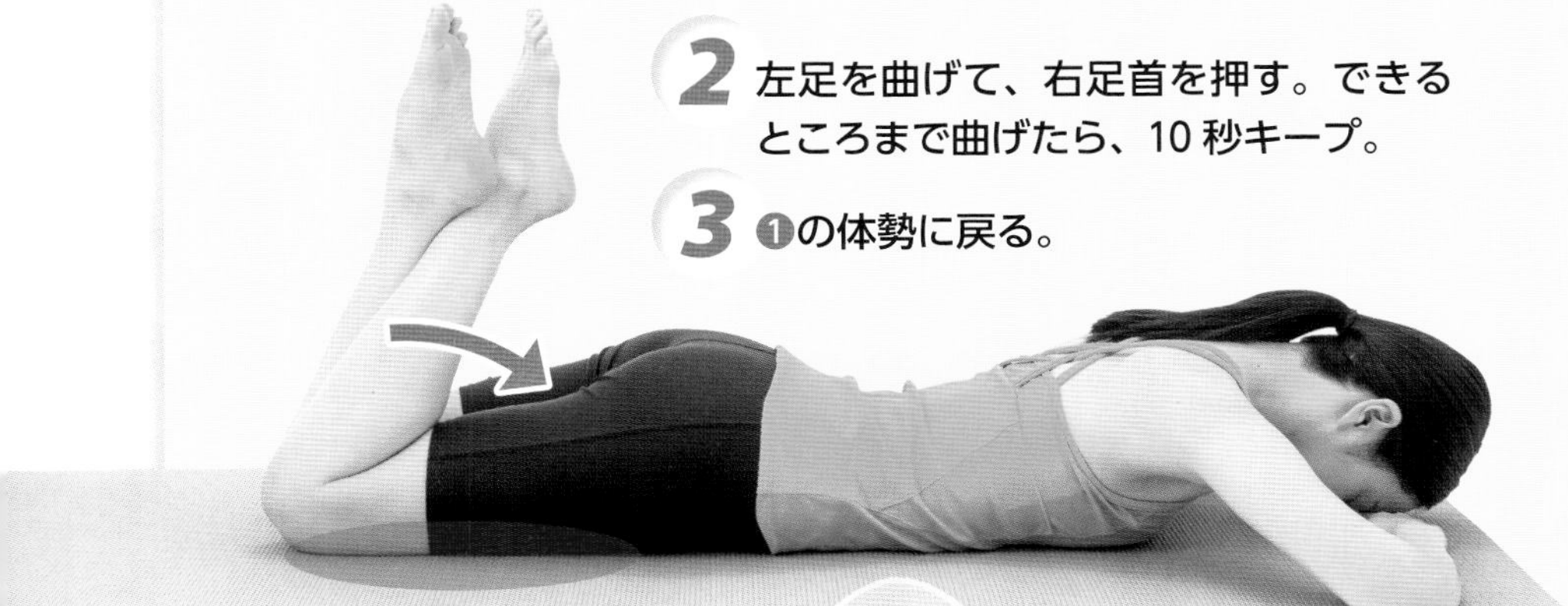

2 左足を曲げて、右足首を押す。できるところまで曲げたら、10 秒キープ。

3 ❶の体勢に戻る。

ひざ上が伸びるのを意識する

❶〜❷をくり返し行って1セット
約**1**分

1日
2〜3セット
が目安

あおむけで行う

内ももリセット

内側のハムストリングスを強め、ねじ込み運動をスムーズにする

1 あおむけに寝て、両足を腰幅に開いて両ひざを立てる。
両手は体のわきに置く。

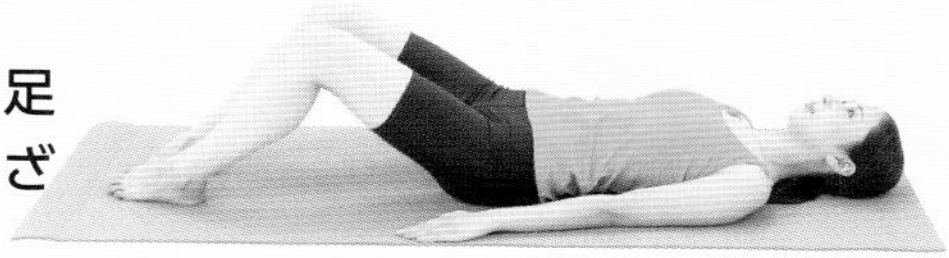

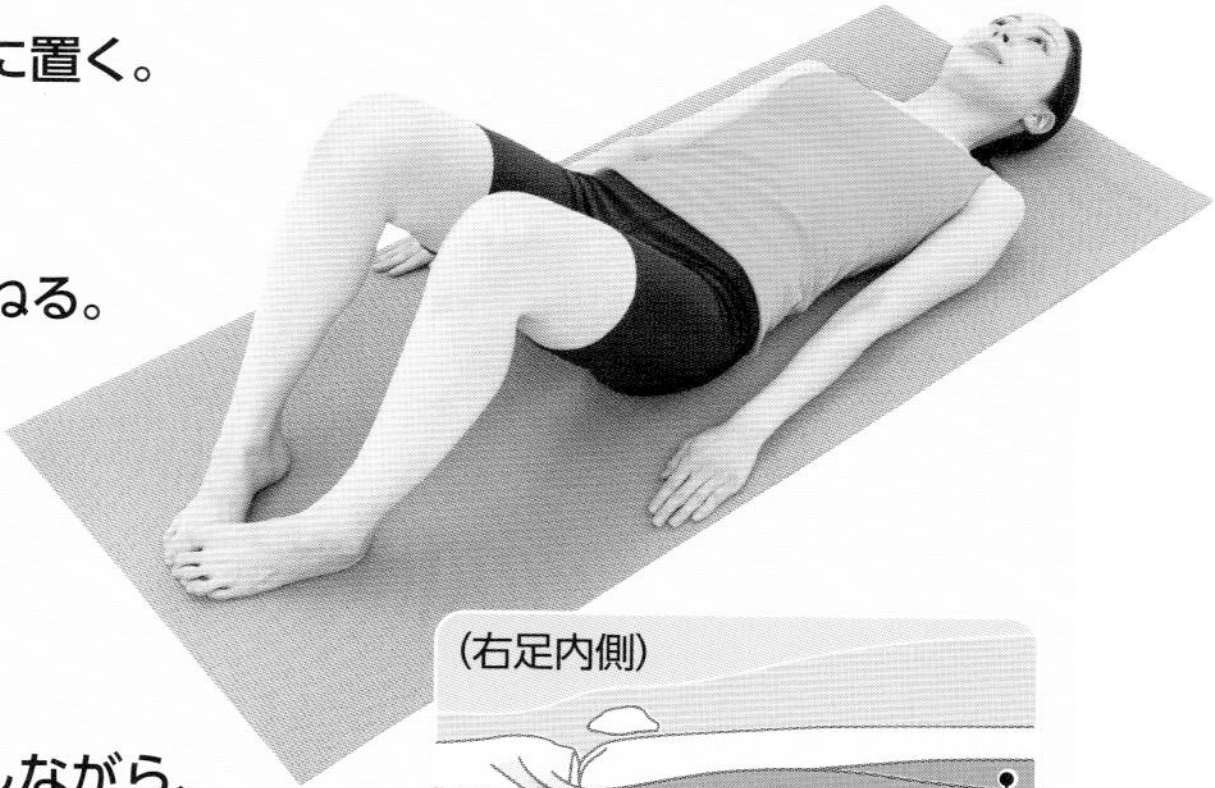

2 左右の爪先を重ねる。

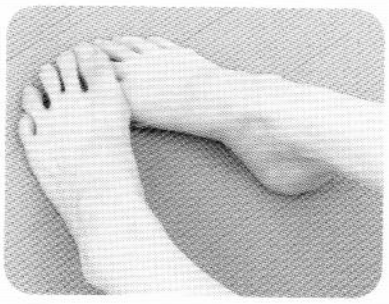

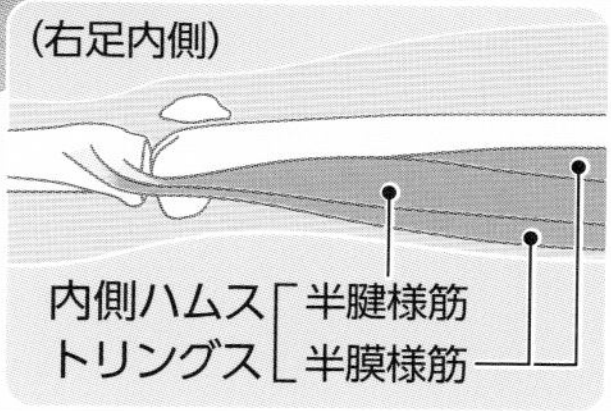

3 ゆっくりと呼吸しながら、お尻を持ち上げる。20 秒キープ。

4 ゆっくりと❷の姿勢に戻る。

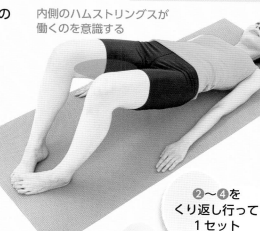

内側のハムストリングスが働くのを意識する

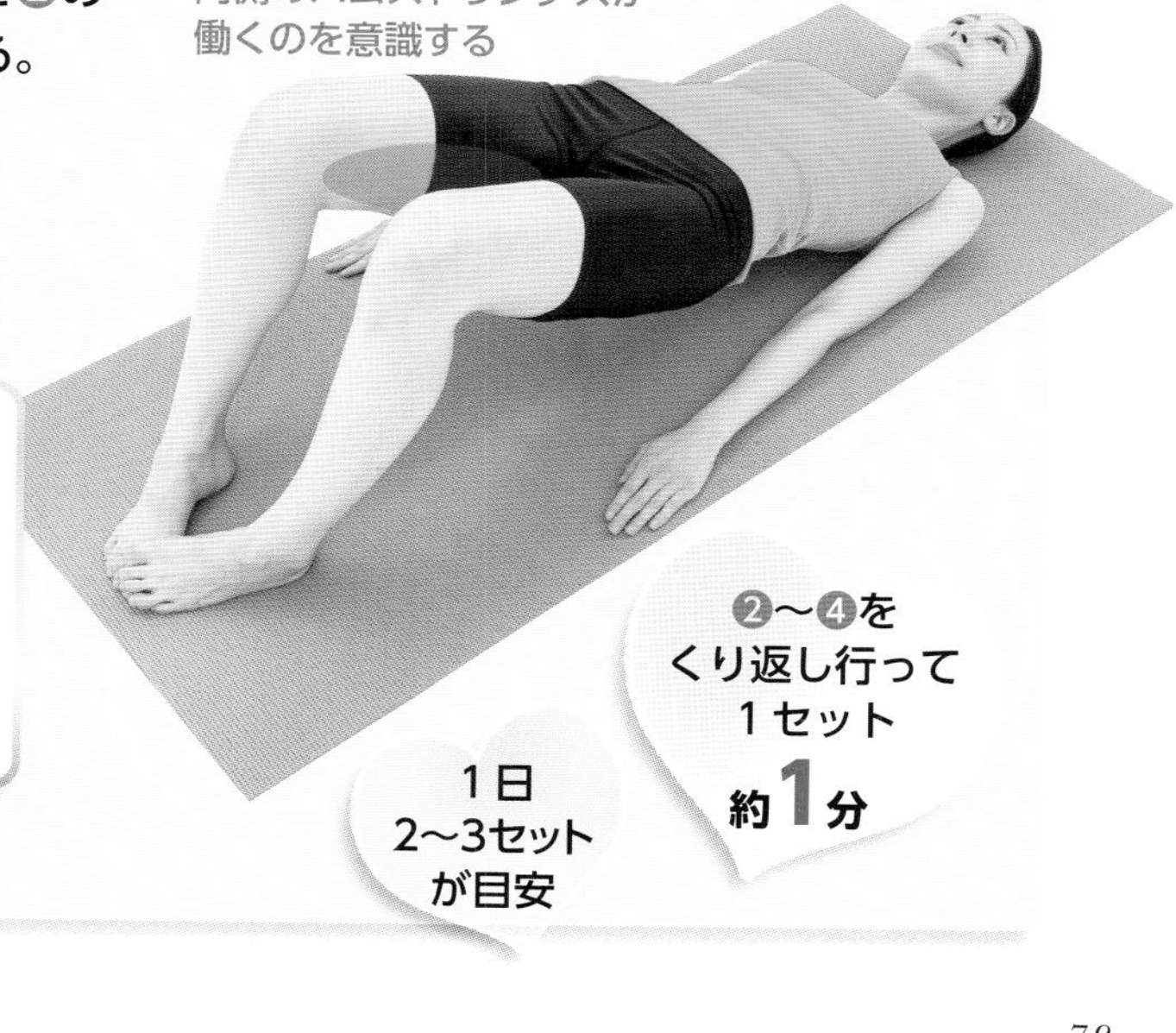

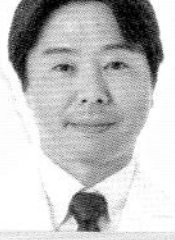

両ひざの間を開いたまま行うと、内側のハムストリングスが働き、ひざを曲げるさいの痛みの軽減につながります。

❷～❹をくり返し行って1セット
約1分

1日
2～3セット
が目安

第8章 —— 悪化・再発を防ぐ❶

ひざ痛持ちには「太ももの筋肉が弱く細い」人が多く、「ダウンモーションスクワット」なら最楽で大腿四頭筋を強化でき痛みも軽減

太ももの大腿四頭筋が弱くて細い人はひざが安定せず痛むばかりのため、高効率の「ダウンモーションスクワット」で強めるのが最適

ひざを伸ばすときは、まず、太もも前面の大腿四頭筋《だいたいしとうきん》（中間広筋《ちゅうかんこうきん》・大腿直筋《だいたいちょっきん》・外側《がいそく》広筋《こうきん》・内側《ないそく》広筋の総称）が収縮します。ここからひざの伸展機構（大腿四頭筋→膝蓋骨《しつがいこつ》→膝蓋腱《けん》→脛骨《けいこつ》の連携によってひざを伸ばすしくみ）が働きはじめ、ピンと伸ばし切ったところでひざ関節が安定します。ひざを伸ばして最も安定する位置にひざ関節を収めるには、大腿四頭筋の筋力が不可欠です。

ただ立っているだけでも、全身の筋肉は微妙に収縮したり弛緩《しかん》したりしながらバランスを取り、姿勢を保っています。足の筋肉も同様ですが、太ももの筋肉が弱いとバランスがくずれてひざ関節に偏りが生じ、そこに上半身の体重がかかることから、ひざ痛の原因になります。

歩行時にも太ももの筋肉の力は大切で、特に太もも前面の大腿四頭筋の筋力は、ひざの安定のためには重要です。足を前に踏み出すときや、前に踏み出した足に体重を

太ももの筋力が弱いとひざが安定しない

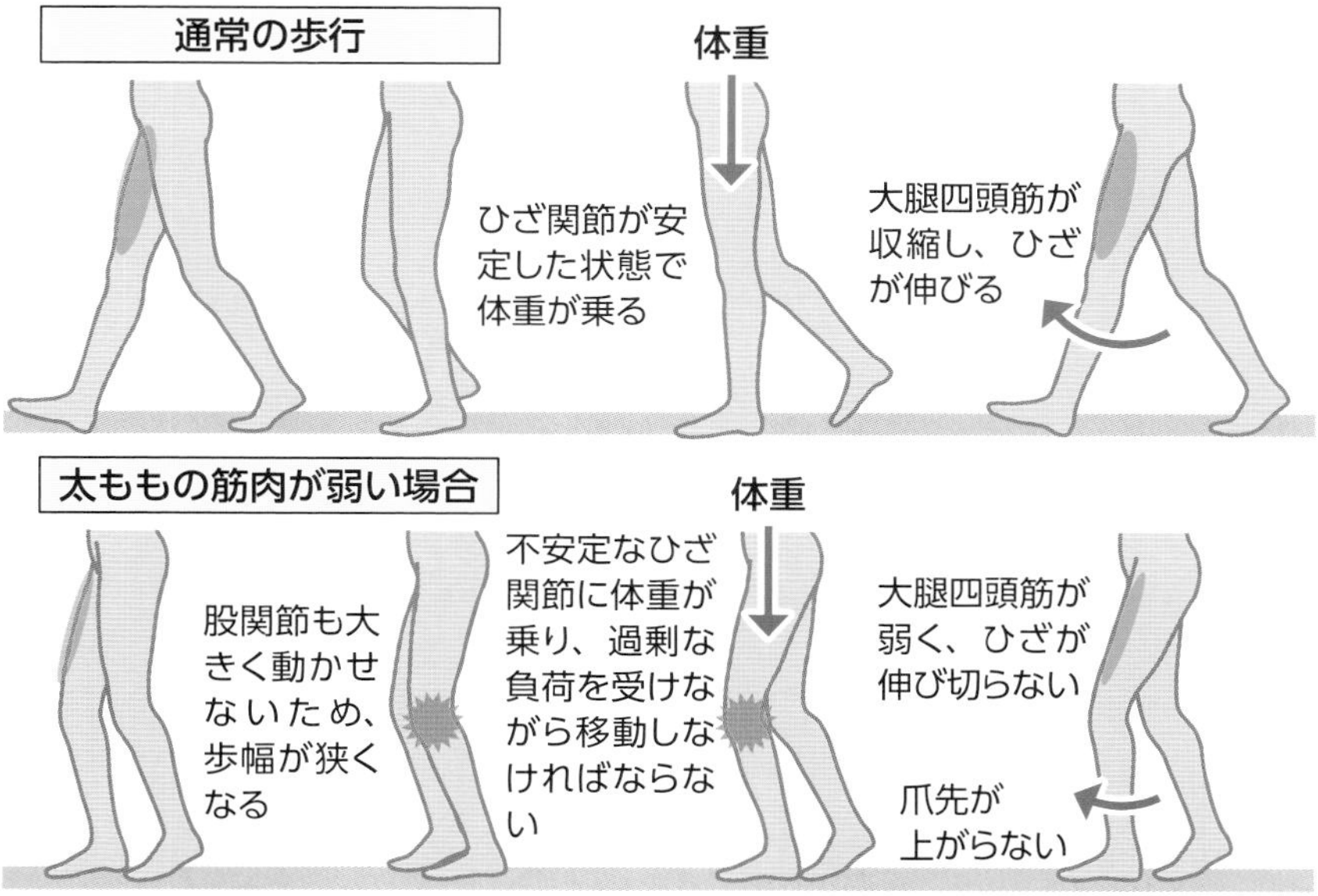
通常の歩行
体重
ひざ関節が安定した状態で体重が乗る
大腿四頭筋が収縮し、ひざが伸びる
太ももの筋肉が弱い場合
体重
股関節も大きく動かせないため、歩幅が狭くなる
不安定なひざ関節に体重が乗り、過剰な負荷を受けながら移動しなければならない
大腿四頭筋が弱く、ひざが伸び切らない
爪先が上がらない

乗せて前に移動するとき、大腿四頭筋の力が弱いと、ひざ関節を十分伸ばすことができず、ひざが曲がったままの歩き方になってしまいます。ひざ関節は伸び切ったときと曲がり切ったときは安定する構造ですが、その途中は不安定になりやすく、そこへ上半身の重みを支えながら移動しなければならなくなると、ひざを傷める原因となってしまいます。

大腿四頭筋など太ももの筋肉が弱い人、細くて力が入らない人は、ひざの伸展が不十分でひざ関節が安定しないためにグラつき、痛みが起こりやすいのです。ひざをピンと伸ばし、ひざ関節が安定した状態で立ち歩ける太ももの筋力をつけるには、次ページから紹介する1分ほぐし**「ダウンモーションスクワット」**がおすすめです。

第8章で紹介する運動は、痛みや腫れの強い急性期はさけ、症状が落ち着いてから行うようにしましょう。また、症状が落ち着いてからであっても、痛みを伴う場合は無理に行わず、ひざが専門の医師の診察を受け、その指導のもと行いましょう。

ダウンモーションスクワットは立位から腰を極力ゆっくり下げていくだけでよく ひざのお皿を正面に向けるのがコツ

太ももの筋力をつける運動の定番といえばスクワットですが、腰を深く下ろしてひざを曲げることに不安を感じる人にとっては厳しい筋トレです。1分ほぐし**「ダウンモーションスクワット」**は、立った状態からゆっくり腰を下げていき、中腰になるだけのスクワットなので、誰でも無理なく行うことができます。

重力と同じ方向にゆっくりと体を下ろしていくとき、太もも前面の大腿四頭筋《だいたいしとうきん》は「伸ばされながら力が入る」状態になります。このような筋肉の状態を「伸張性収縮」といいます。伸張性収縮は、重いダンベルを重力に逆らって持ち上げるような筋トレ（短縮性収縮）よりもらくに行えるのに、筋肉を鍛える効果が高いとされています。

行うさいは、**ひざのお皿を常に正面に向ける**よう注意しましょう。お皿が内向きや外向きになると、ひざに偏った負荷がかかってしまいます。また、これでもきついと感じたら無理をせず、**「簡易スクワット」**（84ジペー参照）を試しましょう。

太もも強化 ダウンモーションスクワット

太ももの筋肉を強化し、ひざを安定させる

1 イスの背など安定したものに右手でつかまり、両足を腰幅に開いて立つ。

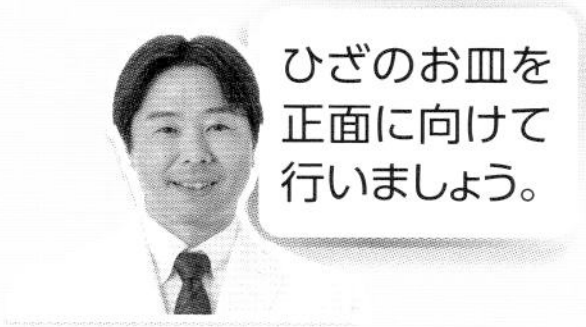
ひざのお皿を
正面に向けて
行いましょう。

2 鼻から息を吸いながら、ゆっくりと腰を落としていき、5秒かけて中腰になる。

3 口から息を吐きながら、5秒かけてひざを伸ばし、❶の姿勢に戻る。

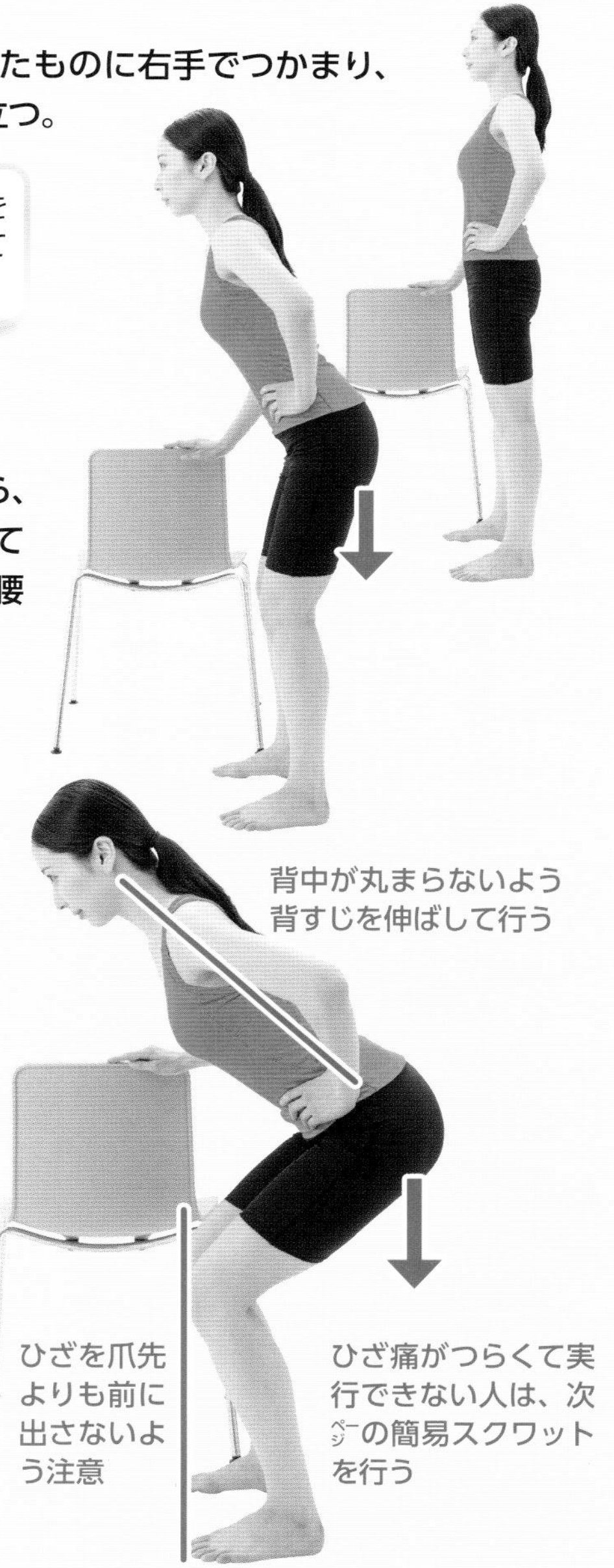
背中が丸まらないよう
背すじを伸ばして行う
ひざを爪先
よりも前に
出さないよ
う注意
ひざ痛がつらくて実
行できない人は、次
ページの簡易スクワット
を行う

❶～❸を5回
行って1セット
約 1 分

1日
2～3セット
が目安

ひざを曲げていくのがつらい人はイスから立ち上がろうと太ももに力こぶを作ってお尻を浮かせる「簡易スクワット」でも除痛効果大

「ダウンモーションスクワット」でひざを曲げていくのがつらいと感じる人は、無理をしないようにしましょう。そんな人でも、太ももを鍛える方法があります。

1分ほぐし**「簡易スクワット」**は、イスに腰かけ、そこから手を使わずに立ち上がろうとする動作を再現するだけのスクワットです。誰でも簡単に行えますが、太もも前面の大腿四頭筋《だいたいしとうきん》に力が入り、効率よく鍛えることができます。

イスから足の力だけで立ち上がるとき、誰でもスクワットのような動きをしています。そこで、「立ち上がろうとする」ところまでをやってみましょう。太ももの筋力が足りず、手で体を支えなければ立ち上がることが難しい場合でも、太ももに力こぶを作り、また力を抜いて腰を下ろせばいいので、安心して行えます。最初は、ほかの人から見てお尻が浮いているように見えなくてもかまいません。太ももに力を入れるだけで筋力がつき、ひざ痛を改善する効果が期待できます。

らくに太もも強化

簡易スクワット

太ももの筋肉を強化し、ひざを安定させる

1 イスに腰かけて背すじを伸ばす。両手は足のつけ根に当てる。

2 口から息を吐きながら太ももに力を入れ、５秒かけてゆっくりとお尻を浮かせる。

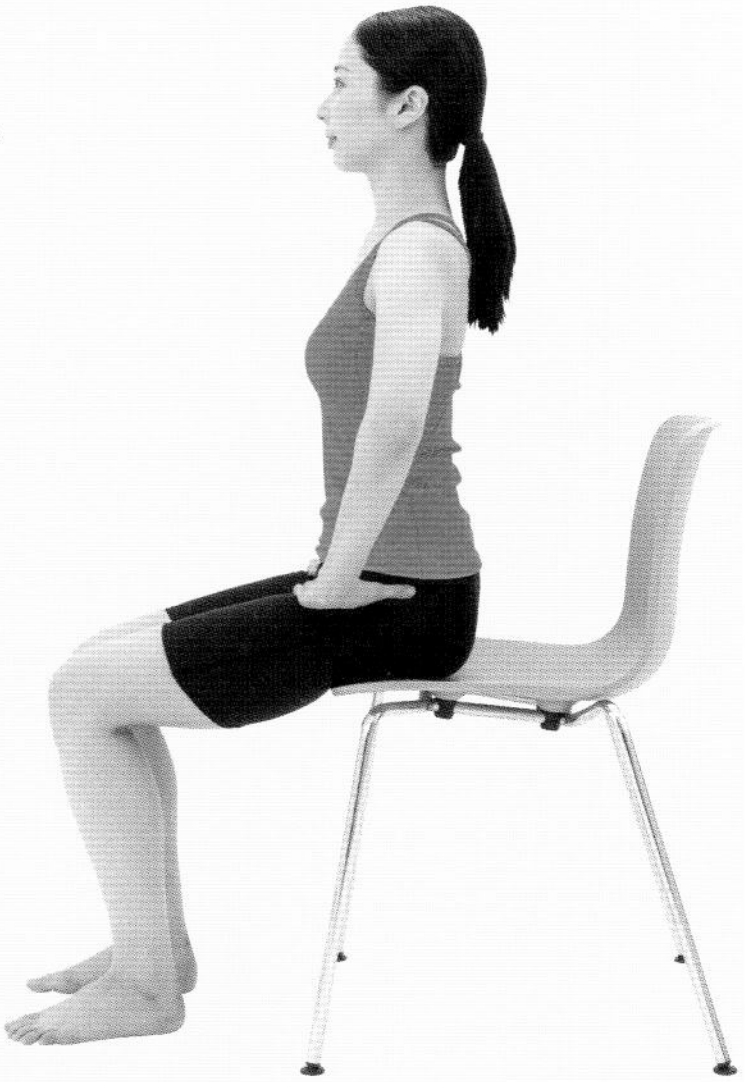

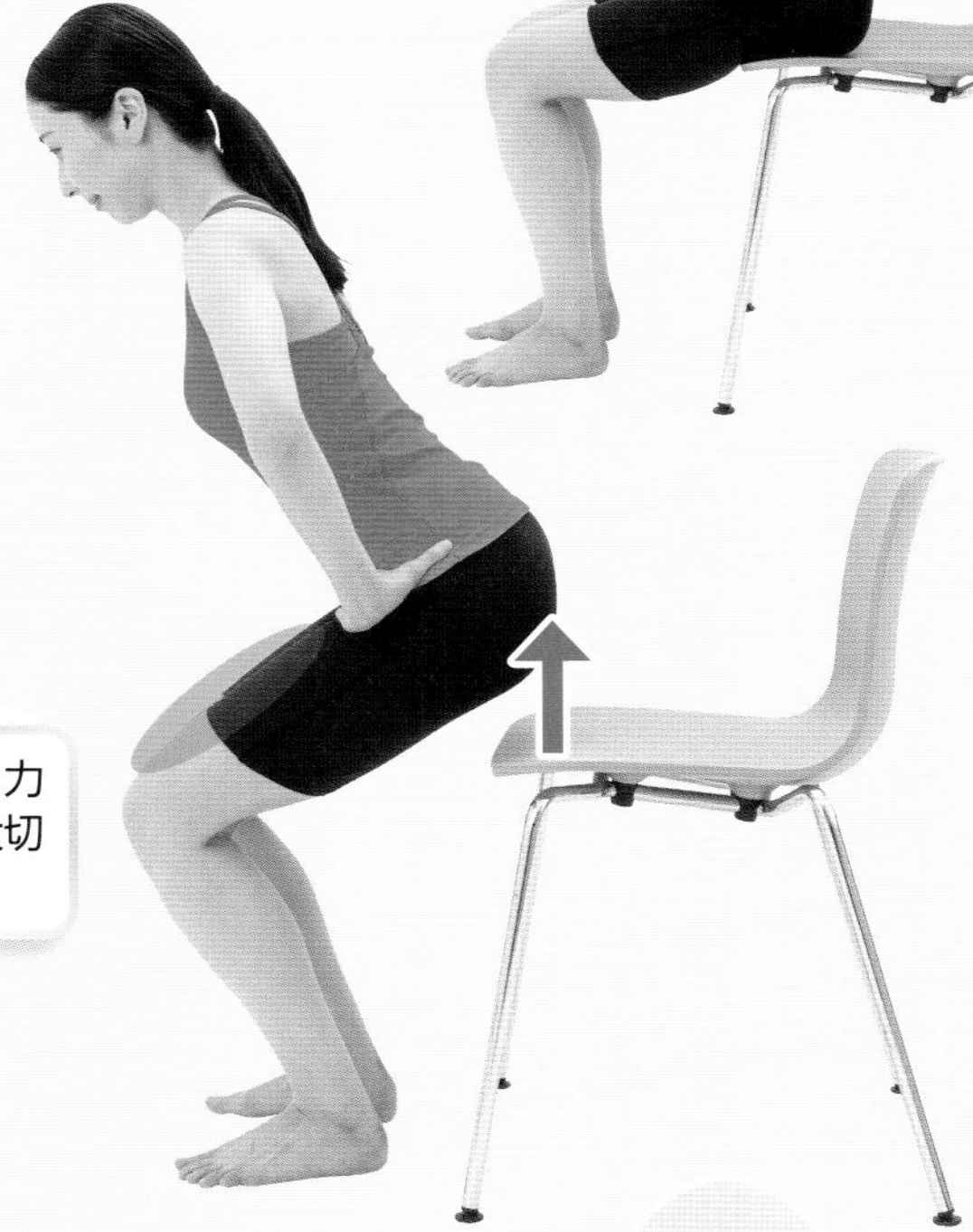

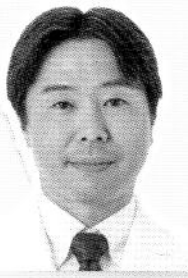

太ももにしっかり力を入れることが大切です。

3 鼻から息を吸いながら、５秒かけてゆっくりと腰を下ろす。

1日
2〜3セット
が目安

❷〜❸を５回
行って１セット
約１分

両足を前後に広げて腰をゆっくり落とす「ダウンモーションランジ」も行えばひざを安定させる効果大

歩行時にひざをピンと伸ばすためには太もも前面の大腿四頭筋《だいたいしとうきん》の筋力が大切ですが、歩くときの一連の動作は、爪先を持ち上げたり、ひざを曲げたり、股《こ》関節を動かしたり、地面を蹴《け》ったりと、さまざまな動きの連続です。ひざに過剰な負担をかけずに歩くには、すねの筋肉、太もも裏面のハムストリングスやふくらはぎの筋肉、お尻《しり》の筋肉、股関節を動かす筋肉など、下半身全体の筋肉の力が必要なのです。また、安定した歩行には、体幹（胴体）の筋肉を働かせ、姿勢を保つことも重要です。

「ダウンモーションランジ」は、**これらの筋肉を一度に強化することができる**1分ほぐしです。

手で体を支えながら行うため、足の筋力が弱くて姿勢が不安定な人でも安心して始められ、無理なく筋力を強化できます。くり返し行えば、全身の筋肉の連携によってひざ関節を安定させるコツがつかめる効果も期待できます。

ひざの安定 ダウンモーションランジ

下半身全体の筋肉を強化し、ひざを安定させる

1 イスの背など安定したものに右手でつかまり、右足を前に、左足を後ろに出して、大きく前後に開く。

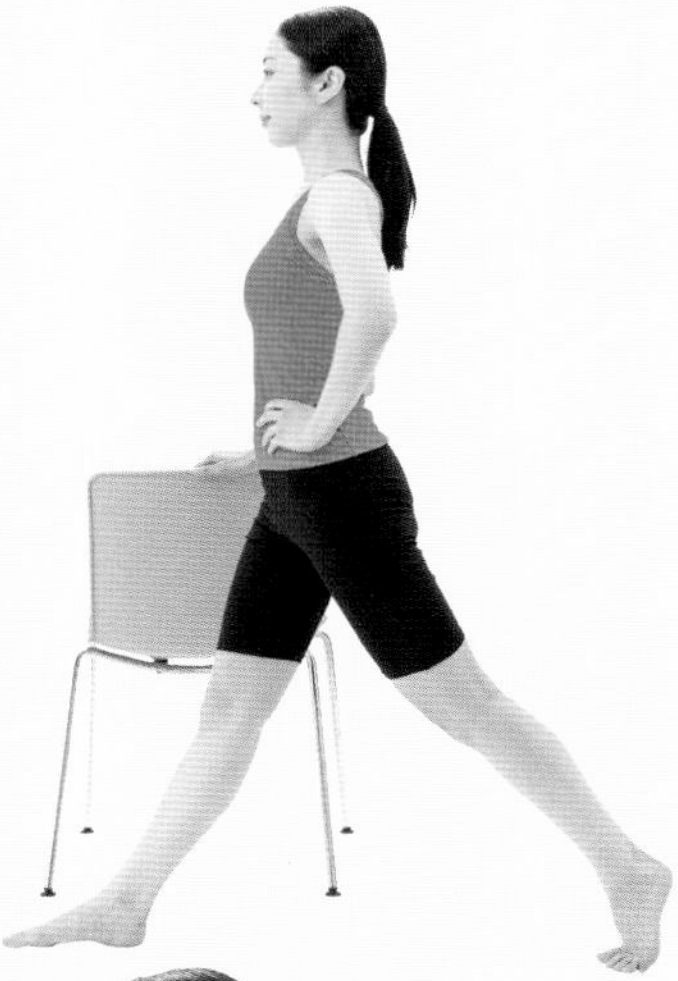

2 ゆっくりとひざを曲げ、腰を下に下ろしていく。両足のつけ根をしっかり伸ばす。

3 ゆっくりと❶の姿勢に戻る。

4 ❷～❸を5回くり返す

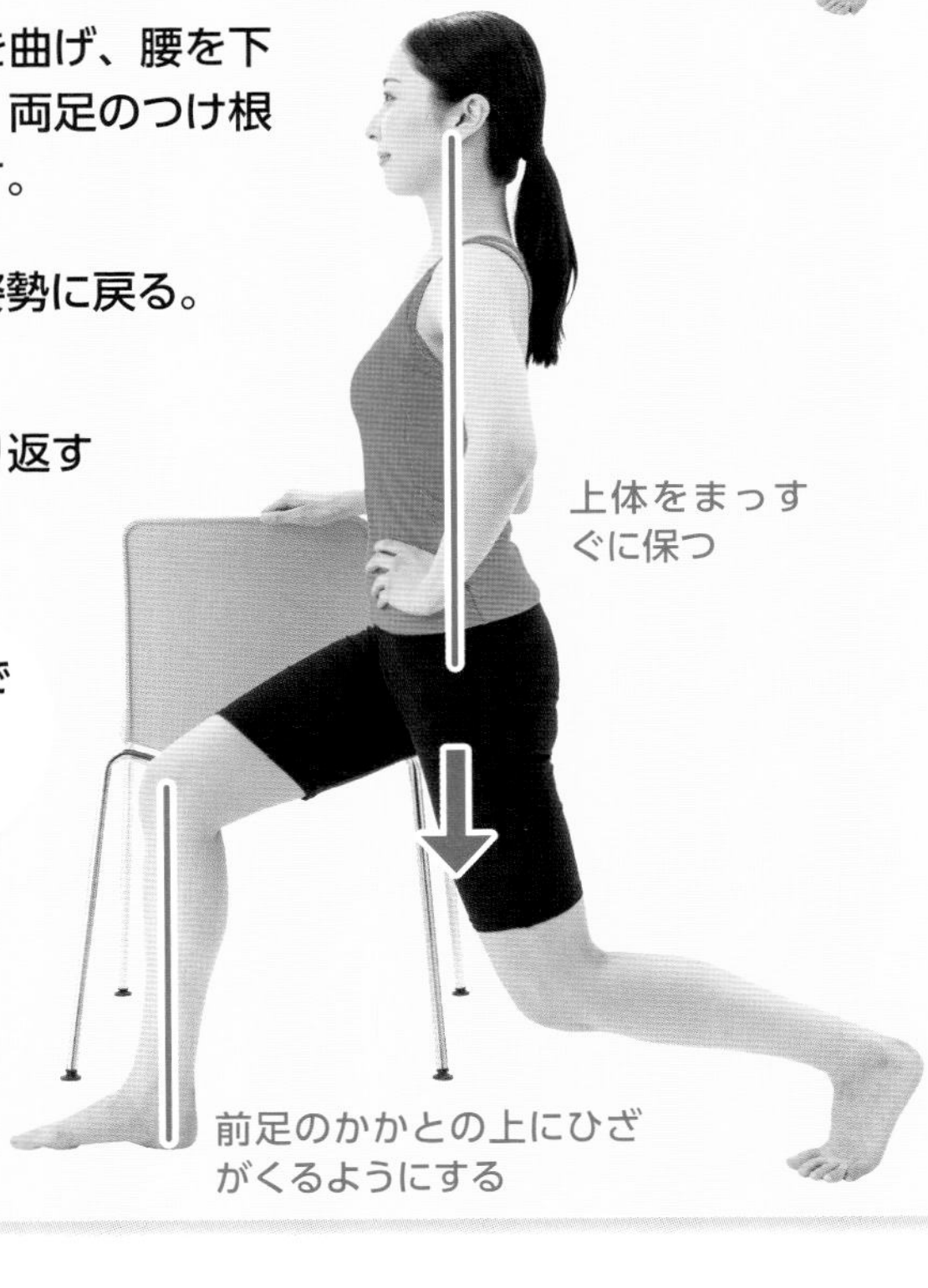
上体をまっすぐに保つ
前足のかかとの上にひざがくるようにする

❷～❹を左右で行って1セット
約1分

1日
2～3セット
が目安

効力アップ

片足のひざが床につくまで腰を下に下ろしていき、またゆっくりと立ち上がる。

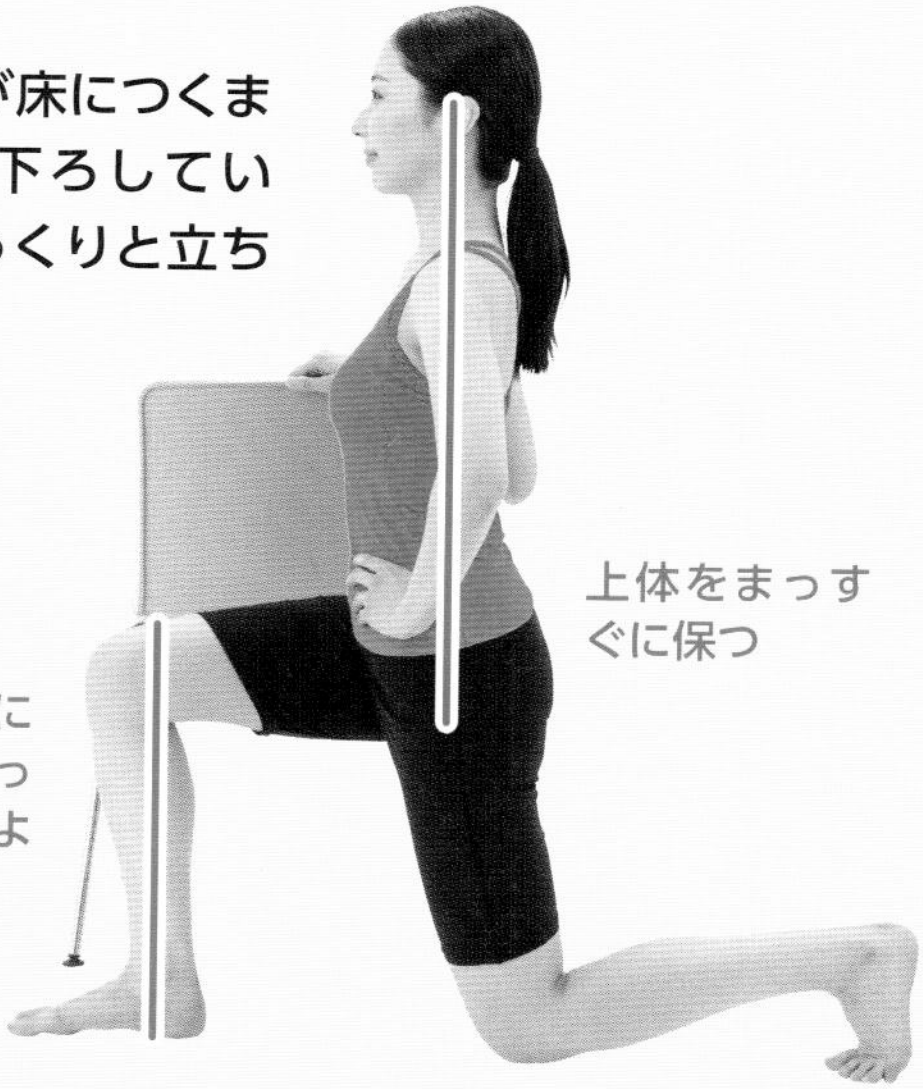

上体をまっすぐに保つ

前足の上にひざがまっすぐ乗るようにする

よくない例

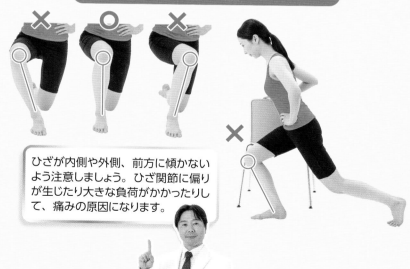

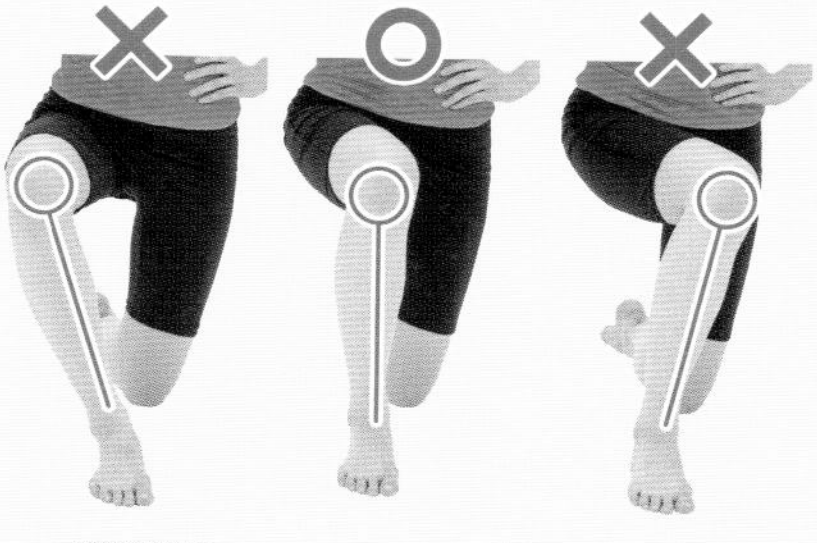

ひざが内側や外側、前方に傾かないよう注意しましょう。ひざ関節に偏りが生じたり大きな負荷がかかったりして、痛みの原因になります。

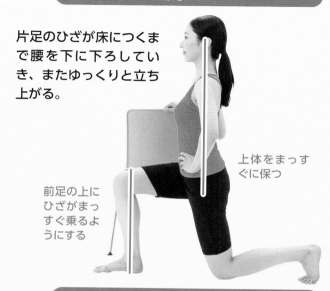

第9章 —— 悪化・再発を防ぐ❷

ひざ痛を治すには
ひざのケアだけでは不十分で、
隣り合う「足首関節」
「股関節」の硬さを取り
ひざへの負担の一点集中を防ぐ
「足首ほぐし」
「つけ根ほぐし」も励行

地面からの衝撃を吸収する足裏の筋肉を強化すれば着地時や歩行時のひざの負担が減り、「足指にぎり」が効果大

足のアーチと主な足底内在筋

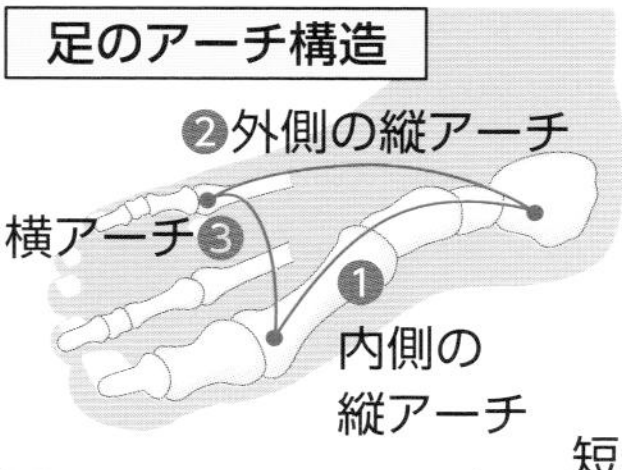

足の３つのアーチは全身の重みや歩行時の衝撃をサスペンションのように吸収・分散する

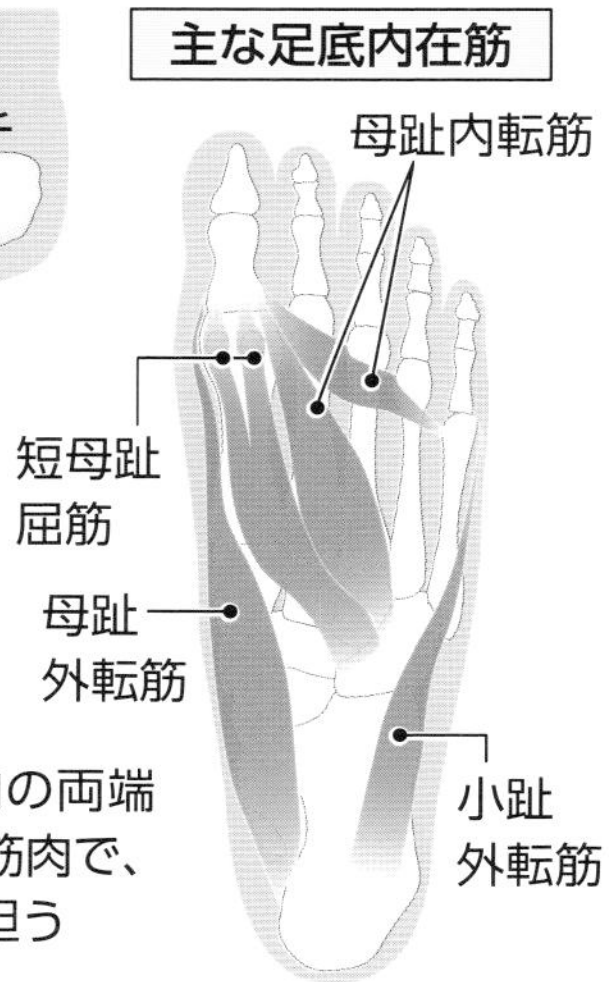

足底内在筋は足部に筋肉の両端（起始部と停止部）がある筋肉で、アーチを保持する働きを担う

歩行時にひざが地面から受ける衝撃を和らげるには、足の骨のアーチ構造や足指の力も大切です。アーチ構造を保つ「足底内在筋《そくていないざいきん》」（足部に筋肉の両端がある筋肉）という足裏の筋肉群や、足指を曲げ伸ばしする筋肉を強化して、ひざへの負担を減らしましょう。そのためには、足首を伸ばして足指を握ったり開いたりする1分ほぐし**「足指にぎり」**が効果的です。足首を伸ばすと足底内在筋を中心にしっかりと鍛えられ、曲げるとふくらはぎやすねの筋肉から足部へ延びて足指を曲げ伸ばしする腱《けん》（筋肉と骨をつなぐ丈夫な線維組織）も鍛えられます。

足部の筋肉を強化する

足指にぎり

足のアーチ構造を保ち、足指を鍛えて、ひざへの着地衝撃を和らげる

1 イスに腰かけて両足を前に伸ばし、足首を伸ばす。

2 両足のすべての指を握ってジャンケンのグーを作り、5秒キープ。

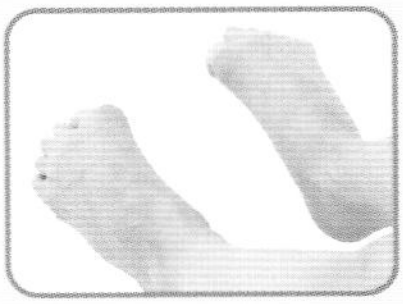

3 両足のすべての指を開いてジャンケンのパーを作り、5秒キープした後、5秒休む。

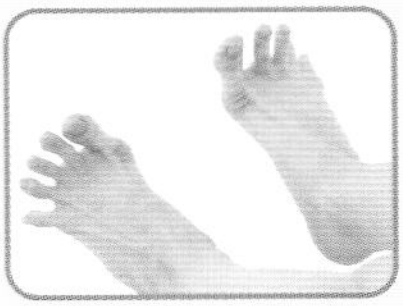

4 足首を曲げてジャンケンのグーを作り、5秒キープ。

5 足首を曲げてジャンケンのパーを作り、5秒キープした後、5秒休む。

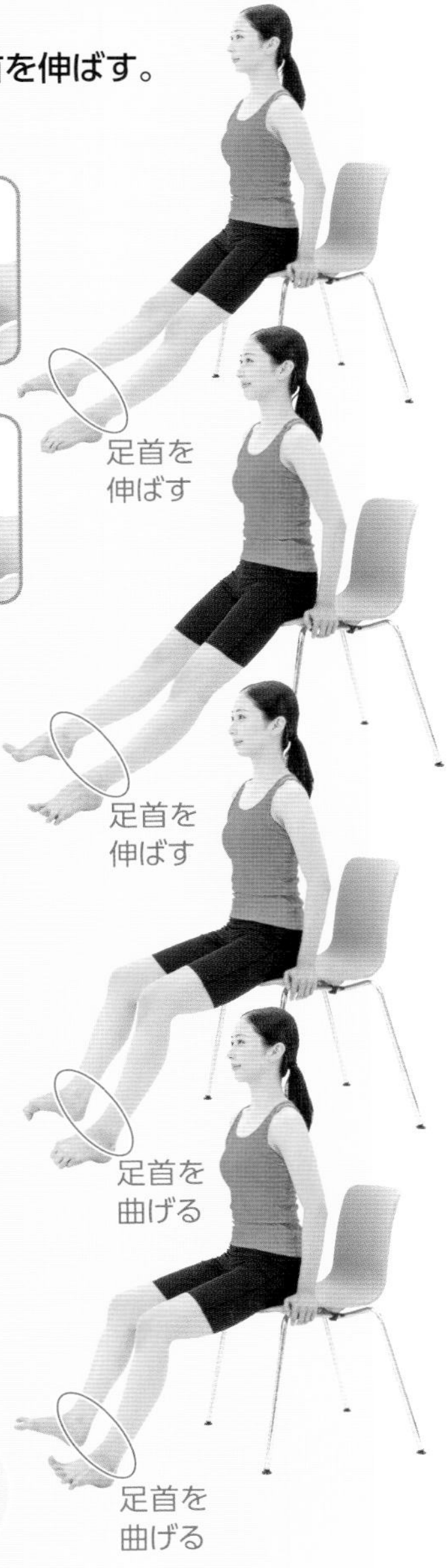

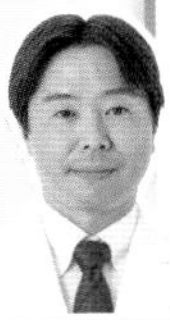

足首を曲げて足指を動かすと、ふくらはぎやすねから足部へ延びる腱が働きます。足首を伸ばすとそれらが抑えられ、足底内在筋が働きます。

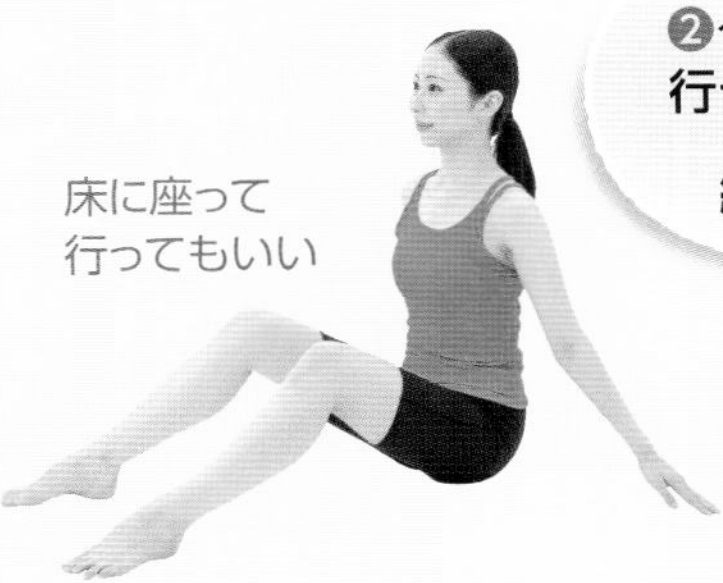

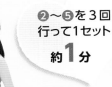

床に座って行ってもいい

❷～❺を3回行って1セット 約1分

1日 2～3セットが目安

足首を柔軟にすればひざの負担はさらに減り、階段で行う「かかとの上げ下げ」ならすねもふくらはぎも強まり歩行も安定

足首が硬いと、歩行時に踏み出すとき爪先を上げられません。足裏全体で着地し、ひざ関節が不安定なまま体重を支えることになり、「ラテラル・スラスト（スラスト）」（30ページ参照）を招きます。「ジョイント・バイ・ジョイント・セオリー」（17ページ参照）の考え方でも、**ひざ関節と隣り合う股《こ》関節と足首は、可動性が重要な関節**とされています。**ひざを伸ばして、足首を柔軟に使う歩き方で、ひざへの負担を減らしましょう。**

ふくらはぎの筋肉と、そこから延びるアキレス腱《けん》が硬いと、足首を曲げにくくなります。また、すねの筋肉が弱くても、爪先を十分に上げられません。1分ほぐし**「かかとの上げ下げ」**で、これらを一挙に解決しましょう。

歩行時の足首の動き

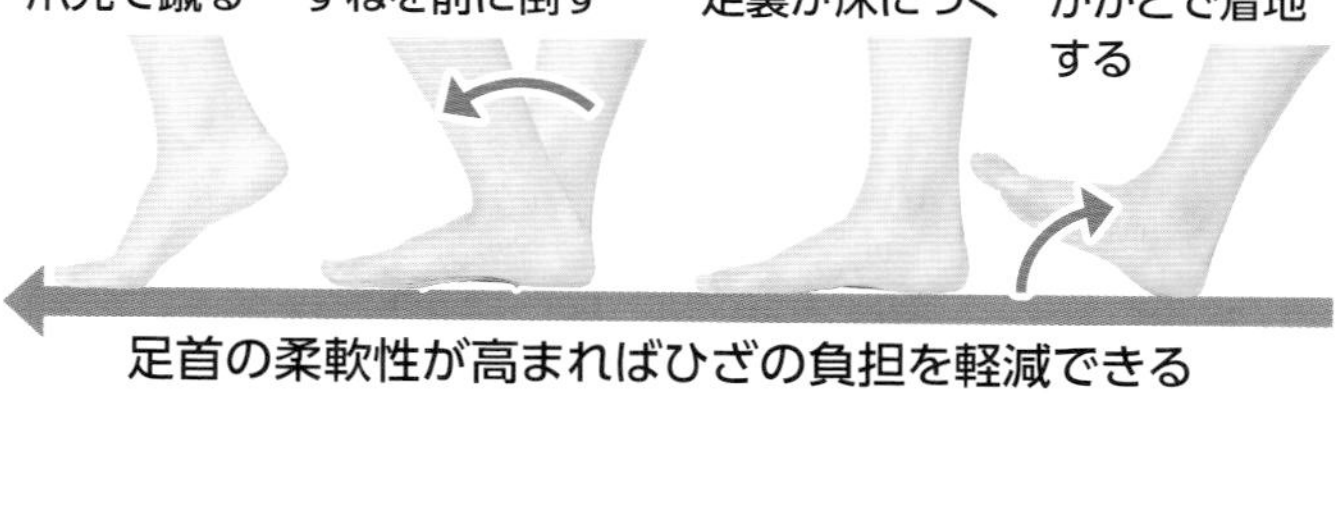

爪先で蹴る
すねを前に倒す
足裏が床につく
かかとで着地する

足首の柔軟性が高まればひざの負担を軽減できる

足首ほぐし

かかとの上げ下げ

足首を柔軟にしてスラストを防ぐ。ひざへの負担の一点集中を防ぐ

1 はだしで、階段や玄関などのしっかりとした段差に爪先を乗せ、かかとを宙に浮かせる。

2 かかとをゆっくりと上げていき、10秒キープ。

3 かかとをゆっくりと下げていき、ふくらはぎとアキレス腱をできるだけ伸ばしたら、10秒キープ。

4 ゆっくりと❶の姿勢に戻る。

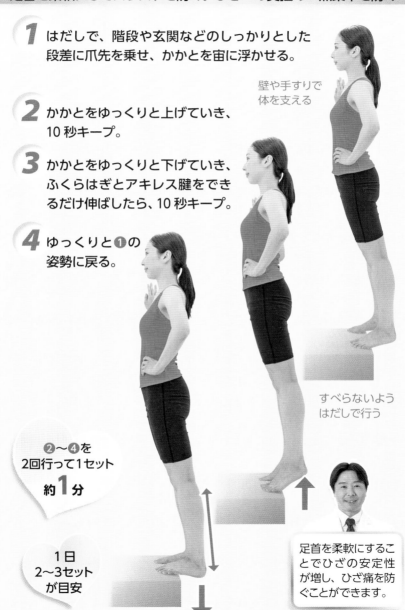

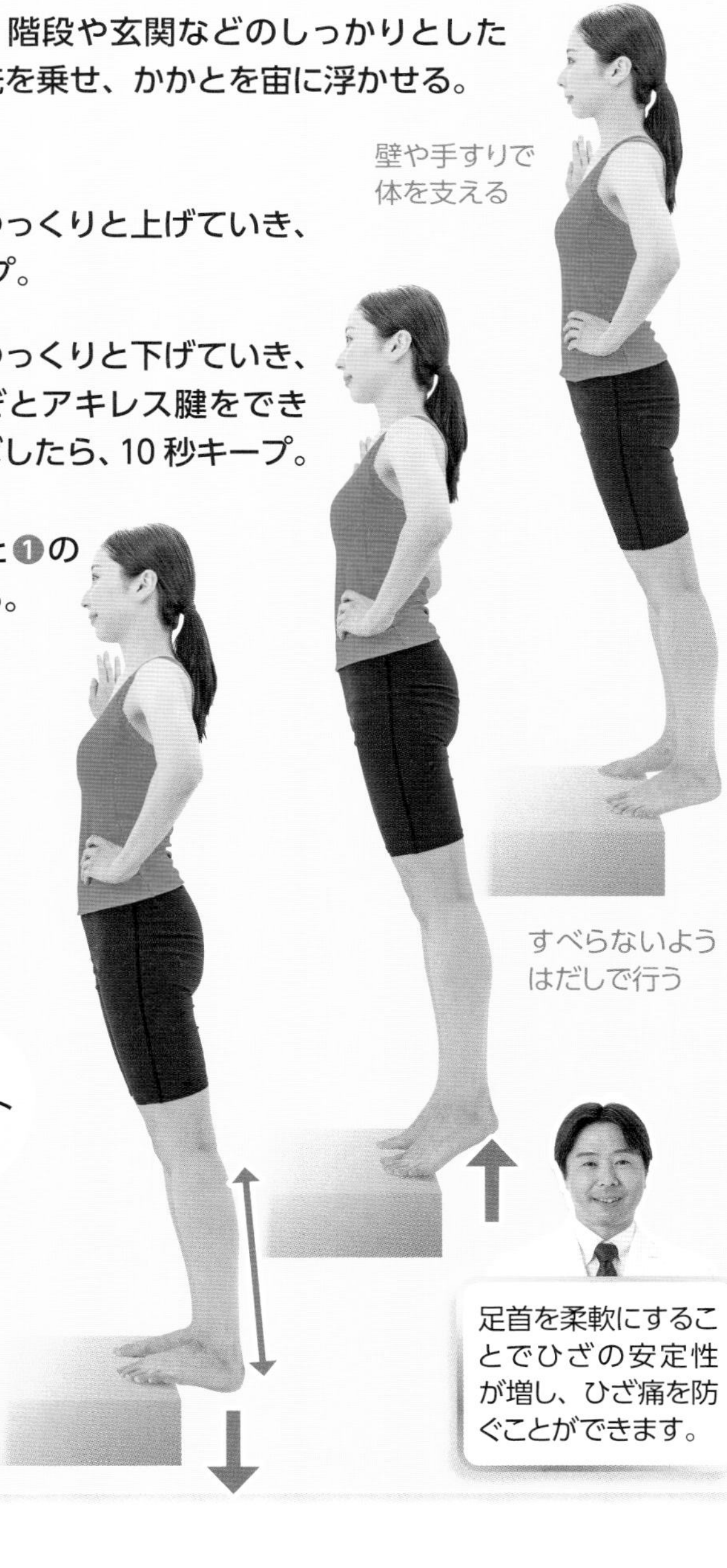
壁や手すりで
体を支える
すべらないよう
はだしで行う

❷～❹を
2回行って1セット
約1分

1日
2～3セット
が目安

足首を柔軟にすることでひざの安定性が増し、ひざ痛を防ぐことができます。

股関節が柔軟になればひざの負担を一段と軽減でき、つけ根ほぐし「6方向足振り」なら簡単

人体の関節のうち、股《こ》関節は肩関節に次いで可動域（関節を動かせる範囲）が広く、本来は動かしやすい関節です。にもかかわらず、股関節が硬く可動域が狭まっていると、それを補うために隣り合う関節であるひざが動揺して不安定になり、「ラテラル・スラスト（スラスト）」（30ページ参照）を起こす原因にもなります。

「ジョイント・バイ・ジョイント・セオリー」（17ページ参照）の考え方でも、**股関節は可動性が必要な関節（モビリティ関節）**です。**股関節を柔軟にすることでひざ関節を安定させ、負担を軽くしましょう。**

股関節は主に、前後・左右と、左右の回旋《かいせん》（太ももをねじる動き）という、6方向に動かすことができます。どの動きも、立ち歩きのさいにひざ関節を安定させるためには大切な動きです。この6方向に股関節を動かしてほぐす1分ほぐし**「6方向足振り」**で、股関節を柔軟に保ちましょう。

足のつけ根ほぐし　6方向足振り

股関節を柔軟にしてスラストを防ぐ。ひざへの負担の一点集中を防ぐ

1 壁に左手を当てて体を支え、両足を腰幅に開いて立つ。

2 右足のひざをゆっくりと持ち上げ、３秒キープ。

3 右足を後ろへゆっくりと上げ、３秒キープ

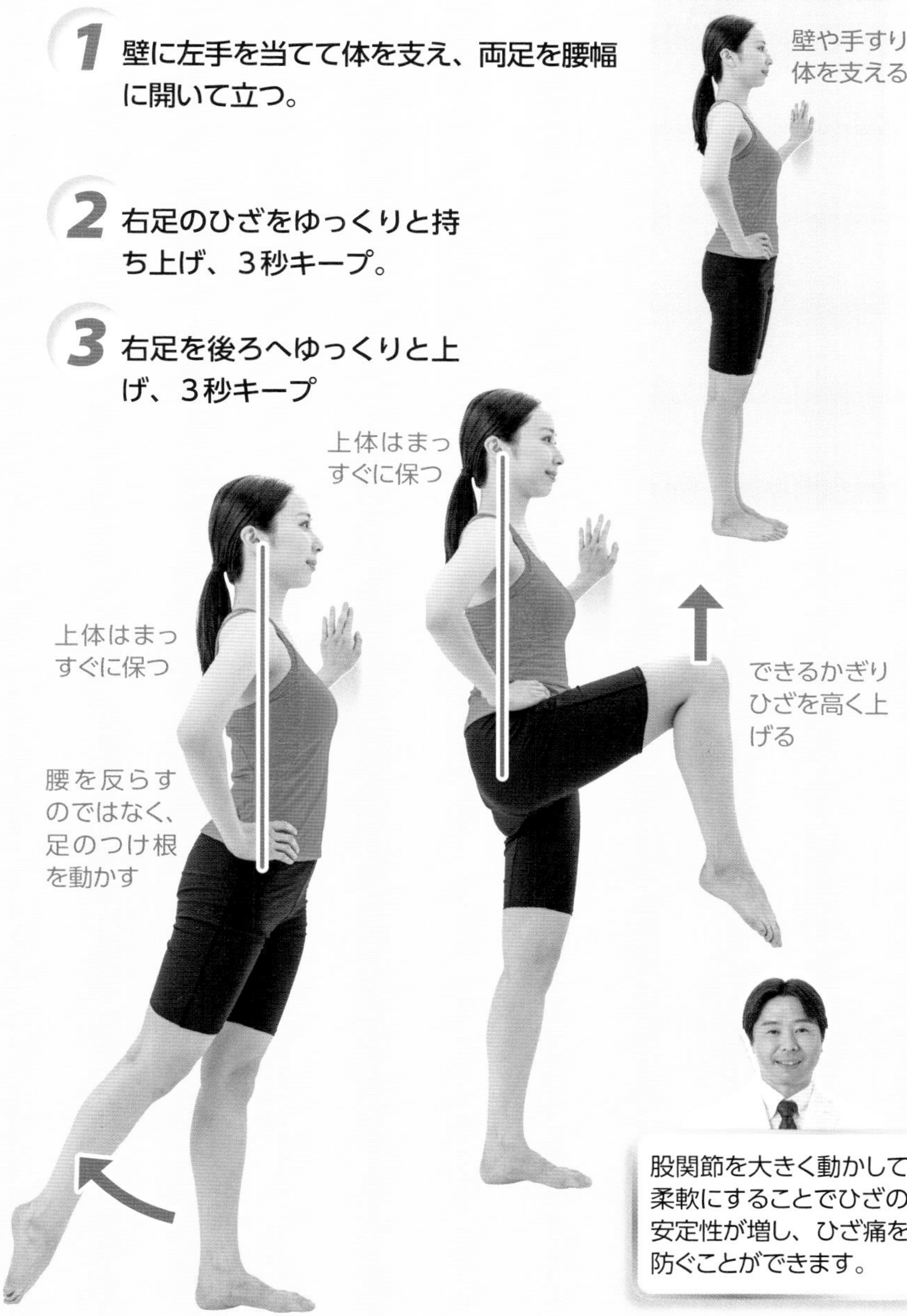
壁や手すりで
体を支える
上体はまっ
すぐに保つ
できるかぎり
ひざを高く上
げる
上体はまっ
すぐに保つ
腰を反らす
のではなく、
足のつけ根
を動かす

股関節を大きく動かして柔軟にすることでひざの安定性が増し、ひざ痛を防ぐことができます。

4 壁を背にして立ち、右足を伸ばしたまま外側に上げる。３秒キープ。

5 右足を伸ばしたまま内側に上げる。３秒キープ。

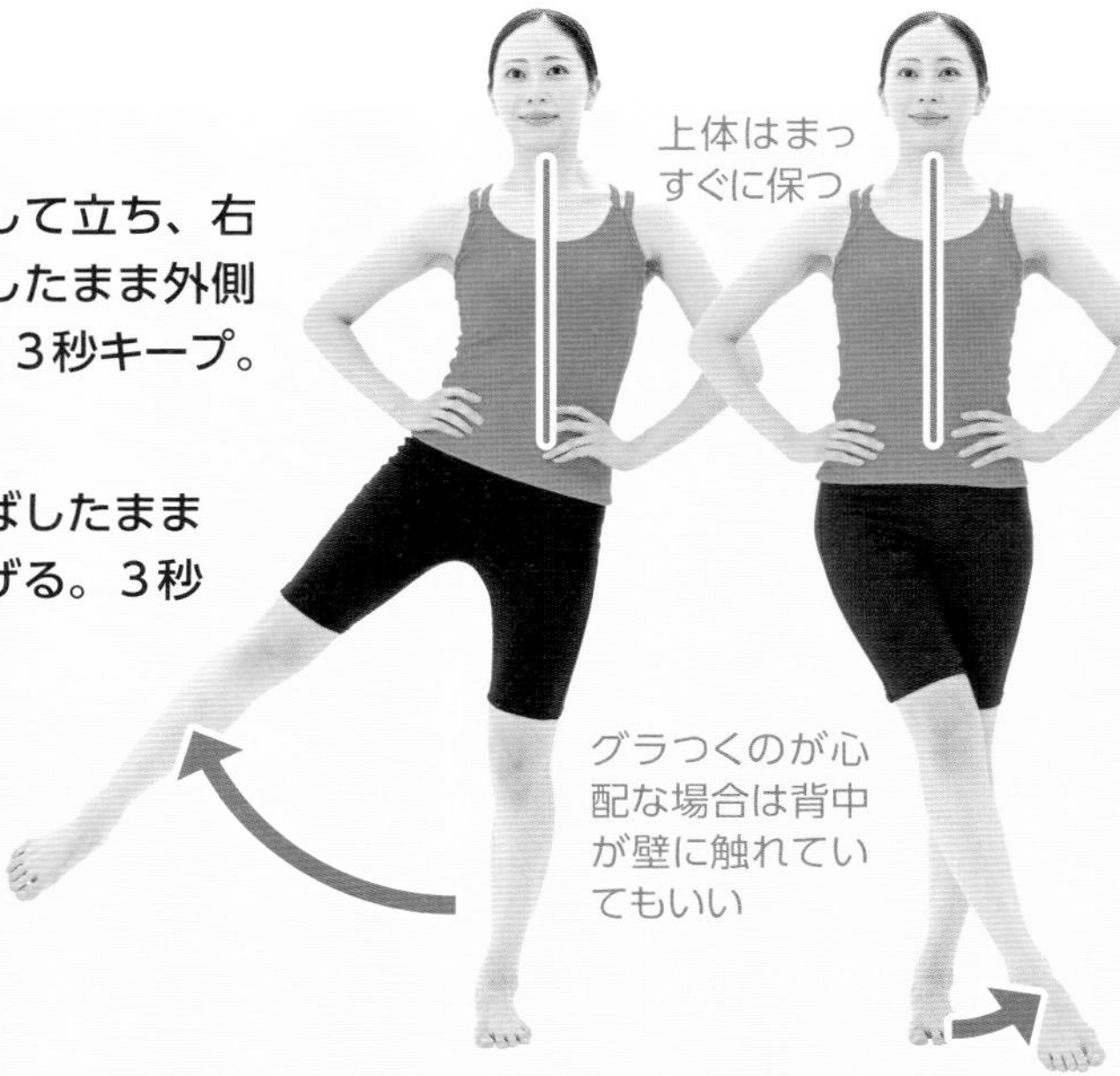

グラつくのが心配な場合は背中が壁に触れていてもいい

6 右ひざを腰の高さまで持ち上げ、ひざから下を右へ上げて、股関節を内側に回旋する。３秒キープ。

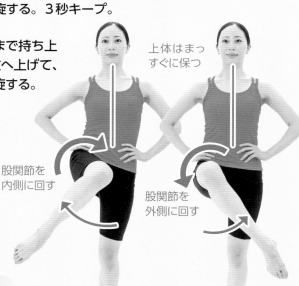

7 右ひざを腰の高さまで持ち上げ、ひざから下を左へ上げて、股関節を外側に回旋する。３秒キープ。

8 左右の足を入れ替えて同様に行う。

❶〜❽を行って
1セット
約1分

1日
2〜3セット
が目安

第10章 —— 悪化・再発を防ぐ❸

さらに「体幹」を強化して
安定させれば
ひざ軟骨がすり減る
横ブレ現象
「スラスト」も
新たな痛みや変形も抑えられ
ずっと歩ける
足腰と姿勢を実現

体幹筋が効率よく強化でき姿勢も歩行も安定してひざへの負担が減る「らくらく体幹筋トレ」

ひざ痛があると、どうしても足にばかり意識が向きがちですが、人間が立ち歩く動作は、足だけで行えるわけではありません。ただ立っているだけでも、頭から爪先までのすべての筋肉が微妙な緊張・弛緩《しかん》をくり返すことで姿勢を保っています。歩くときも足だけが動くのではなく、首や手、体幹（胴体）など、全身の各部位が連携を取りながら、バランスよく動いています。どこかでバランスがくずれれば、不安定なひざにしわ寄せが行き、痛みとなって現れます。

例えば、ねこ背になると頭が前方へ出て重心が前に偏り、ひざを曲げてバランスを取ったり体が不安定になったりします。この状態で歩けば、伸び切らず不安定なひざ関節に体重を乗せることになり、膝蓋下脂肪体《しつがいかしぼうたい》や腱《けん》・靱帯《じんたい》などの軟部組織に負担がかかって痛んだり、ひざの横ブレ現象「ラテラル・スラスト（スラスト）」（30ページ参照）を招きやすくなったりします。スラストが起これば関節の内側に荷重が偏り、ひざ内

姿勢の悪さはひざ痛のもと

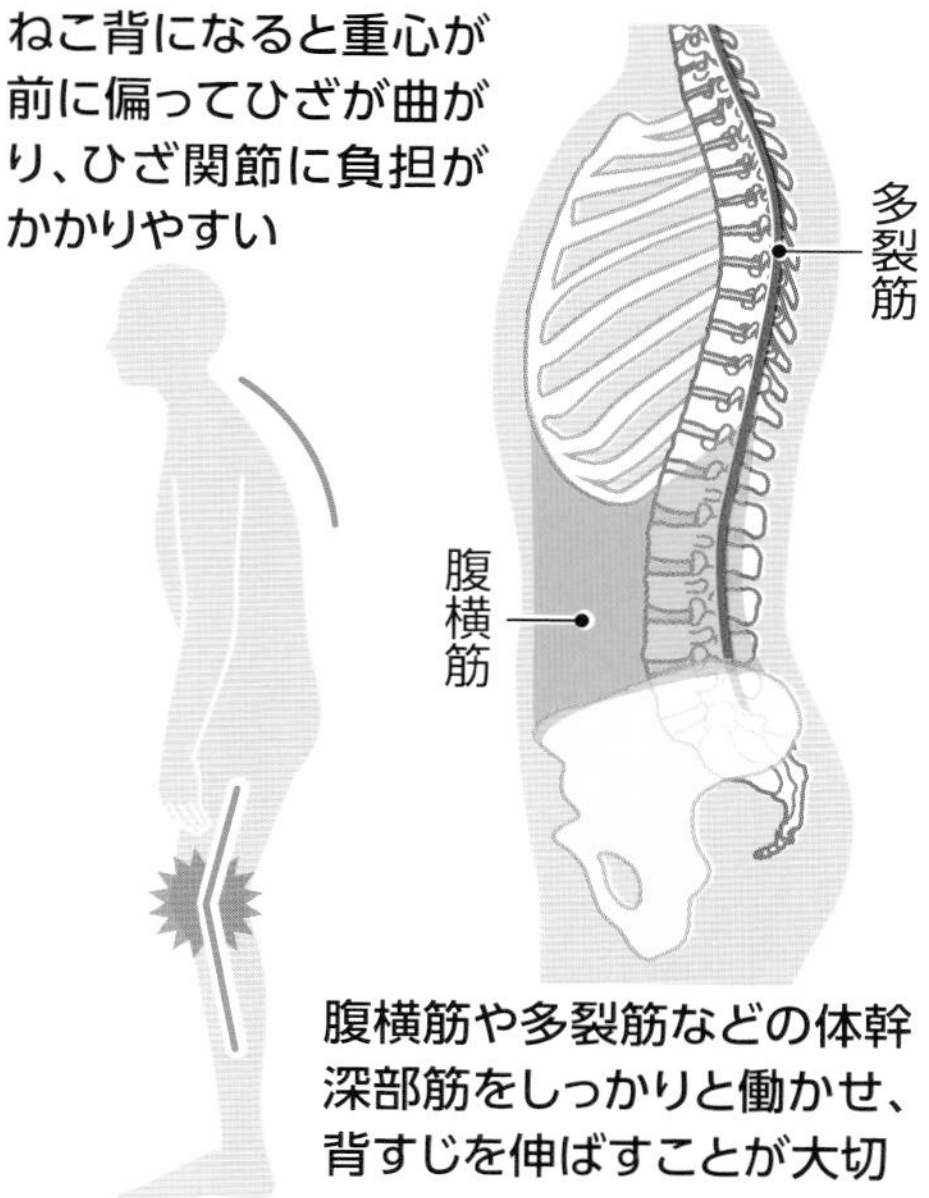

ねこ背になると重心が前に偏ってひざが曲がり、ひざ関節に負担がかかりやすい

腹横筋や多裂筋などの体幹深部筋をしっかりと働かせ、背すじを伸ばすことが大切

側の関節軟骨がすり減ったり半月板が傷んだりして、ひざの変形や痛みが悪化してしまいます。**ひざへの負担を減らすためには、体幹を安定させて正しい姿勢を取ることが大切なのです。**

姿勢を保つのに重要なのは、体幹（胴体）の深部にある**「体幹深部筋」**です。中でも重要なのが**腹横筋《ふくおうきん》**と**多裂筋《たれつきん》**です。腹横筋は腹部の最も深いところにあって、上端は肋《ろっ》骨《こつ》の下端、下端は骨盤につながり、背骨からぐるっとおなかを取り巻き、「天然のコルセット」のように体幹を安定させる働きがあります。多裂筋は背中の筋肉の中でも最も深いところにあり、背骨を構成する椎骨《ついこつ》1つ1つに付着して支える筋肉です。

体幹の筋肉を鍛えるというと、あおむけに寝て上体を起こす、いわゆる腹筋運動を思い浮かべるかもしれませんが、このような運動は、きついわりには体幹深部筋を鍛える効果はあまりありません。次ページから紹介する**1分ほぐし「らくらく体幹筋トレ」**なら、らくにできて効果が高いので、ぜひ参考にしてください。

姿勢を保つ体幹筋を効率よく強化！おなかをへこませながらおじぎをするだけの「壁立ちロールダウン」

体幹が不安定な人は体幹深部筋の働きが弱い人が多いので、腹横筋《ふくおうきん》や多裂筋《たれつきん》の強化が必要です。しかし、強化といっても、ボディビルダーのようなきつい筋トレは不要です。必ずしもこれらの筋肉の量を増やす必要はなく、**今ある筋肉をうまく働かせることができるようになれば、正しい姿勢を保てる**からです。腹横筋は、息を吐いておなかがへこむときに働く筋肉です。一方の多裂筋は、首から腰までの背骨の1つ1つに付着する短い筋肉の連なりで、背骨を動かすときに働きます。どちらも、誰もが普段の生活で呼吸したり姿勢を変えたりするときに働いているのですが、意識して動かさないために、働きが鈍りがちなのです。そこで、息を吐きながらおじぎをするだけの**1分ほぐし「壁立ちロールダウン」**をやってみましょう。息を吐きながらおなかをへこませ、背骨の1つ1つを順に動かしていくだけで腹横筋も多裂筋も働いて、効率よく強化することができ、体幹が安定するのでひざ痛の悪化・進行が抑えられます。

らくらく体幹筋トレ 壁立ちロールダウン

体幹深部筋を強化して正しい姿勢を保ち、ひざ痛を予防する

1 壁に頭・お尻・かかとをつけて立ち、そのままの姿勢で足1つ分前に出る。ひざのお皿を正面に向け、両足を腰幅に開く。

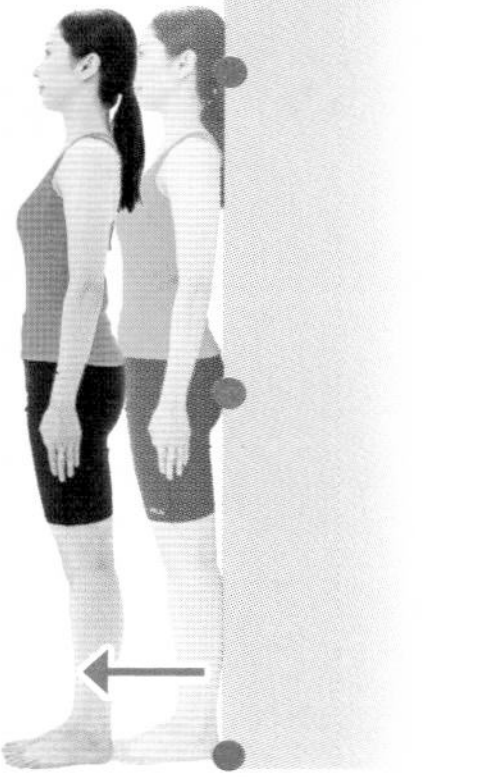

2 口から息を細く吐きながら、あごを胸に近づけ、鼻の先をヘソに向けるつもりで、顔を下に向ける。

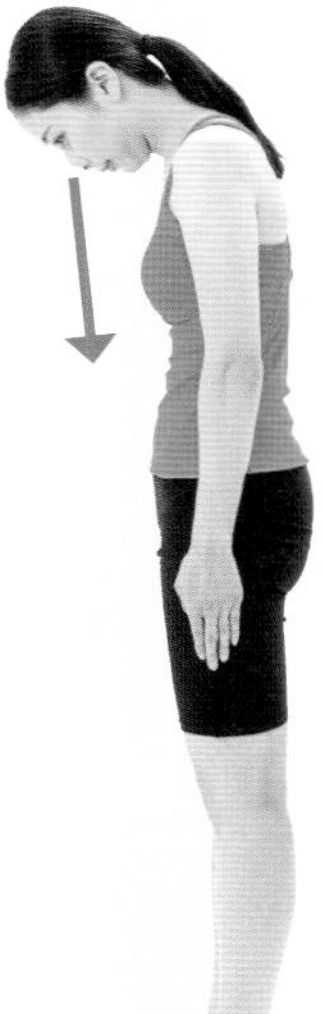

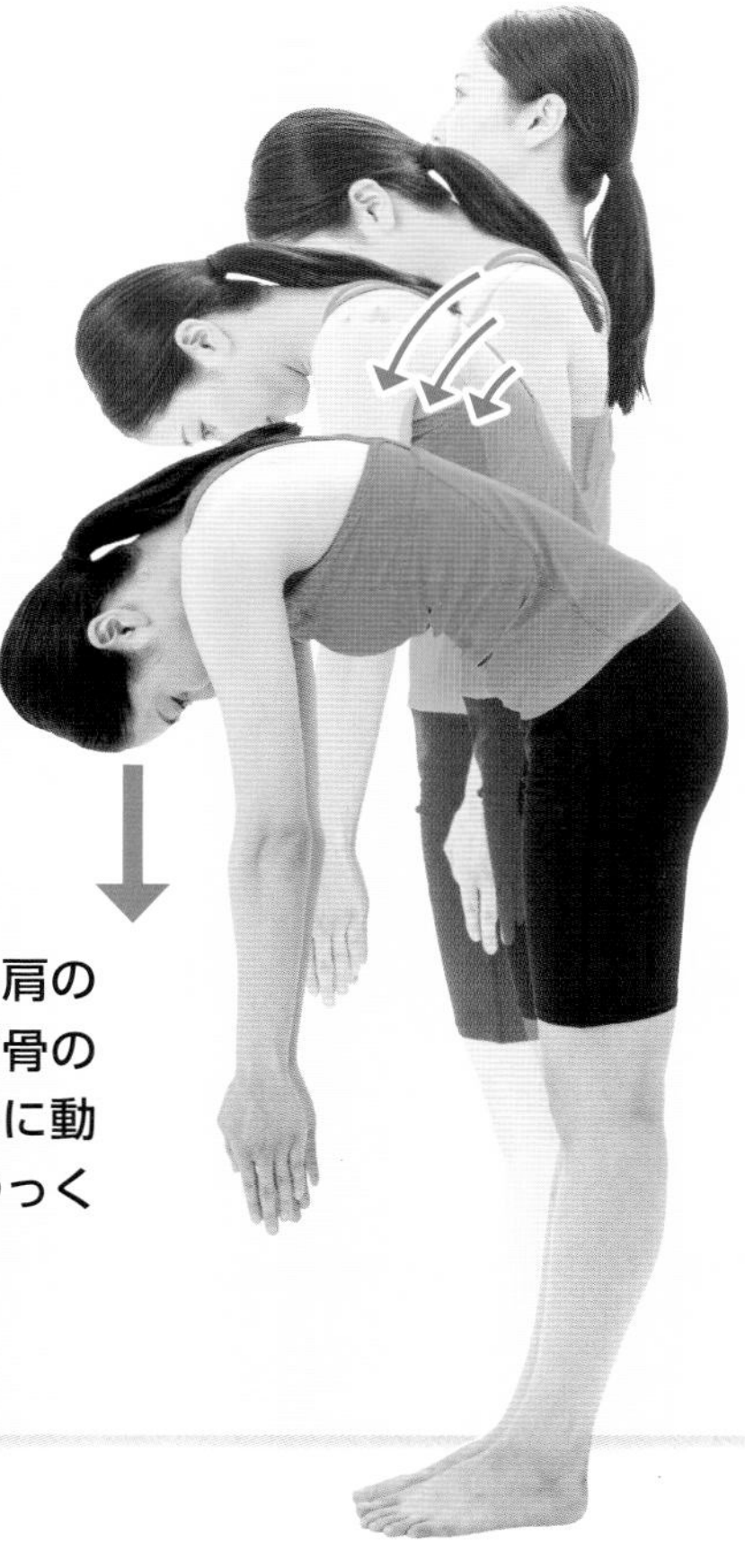

3 口から息を細く吐きながら肩の力を抜いて腕を垂らし、背骨の椎骨を1つ1つ上から順番に動かし、首→胸→腰の順にゆっくり曲げていく。

◀ 次ページへ続く

4 頭のてっぺんが床に向くくらいまで背中を丸めたら、ゆっくりと2～3回呼吸する。

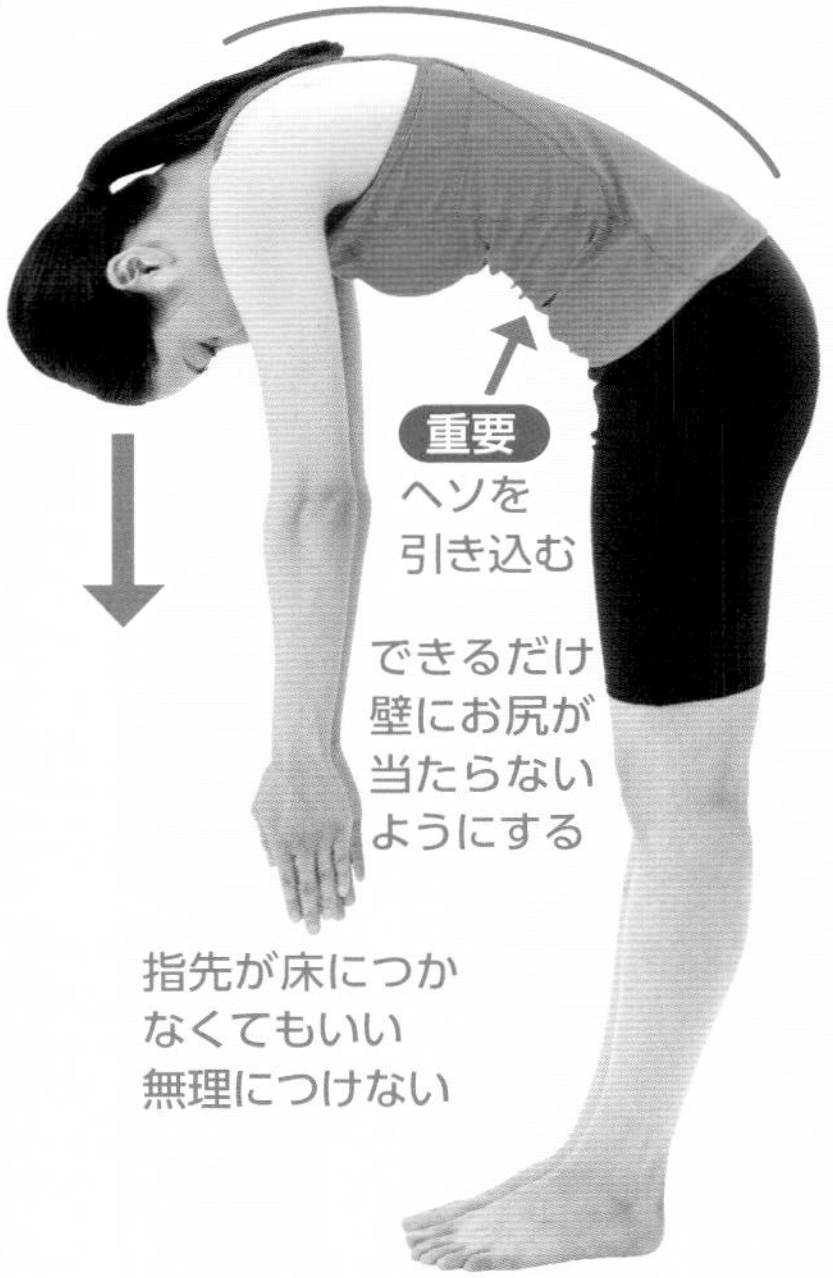
重要
ヘソを
引き込む
できるだけ
壁にお尻が
当たらない
ようにする
指先が床につか
なくてもいい
無理につけない

5 口から息を吐きながら椎骨を下から順に1つ1つ動かし、腰→背中→首の順にゆっくりと体を起こしていき、❶の姿勢に戻る。

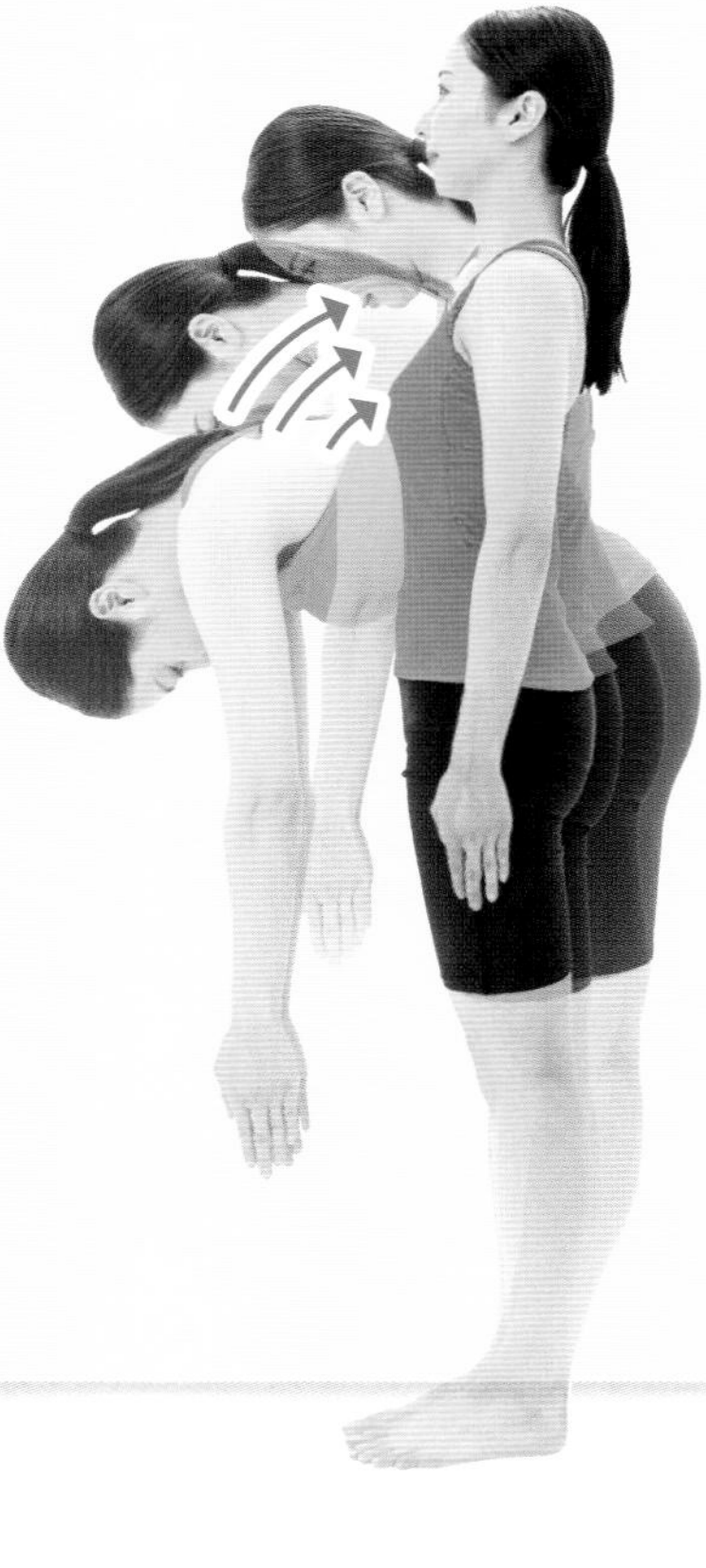

❶～❺を
2～3回行って
1セット
約**1**分

1日
2～3セット
が目安

ひざ痛持ちにはねこ背が多く、矯正にはうつぶせで胸椎を反らす「うつぶせ胸起こし」が一番で背骨を支える多裂筋も強まる

現代は、誰もがスマートフォンやパソコンの操作をする機会が多く、首や肩が前に出たねこ背になりやすい時代ともいえます。また、デスクワークや車の運転などで座り時間が長くなりがちなことも、ねこ背を助長します。

ひざ痛持ちの人には、ねこ背の人が多く見受けられます。ひざ痛の悪化や再燃を防ぐには、ねこ背姿勢がひざ関節に悪影響を及ぼし、その痛みのために姿勢がくずれてねこ背になる、という悪循環に陥らないことが大切です。

ねこ背を矯正するには、胸椎《きょうつい》（背骨の胸の部分）を反らす1分ほぐし**「うつぶせ胸起こし」**が効果的です。

うつぶせになって、背骨を1つ1つ動かすつもりで反らしていくだけですが、背骨を支える多裂筋《たれつきん》を働かせ、強めることができます。ベッドの上でもできるので、毎日の習慣にして丸まりがちな姿勢をリセットし、ねこ背を解消しましょう。

らくらく体幹筋トレ

うつぶせ胸起こし

多裂筋を働かせて強め、ねこ背を矯正してひざ痛を防ぐ

1 うつぶせに寝てひじを曲げ、手を顔の横に置く。

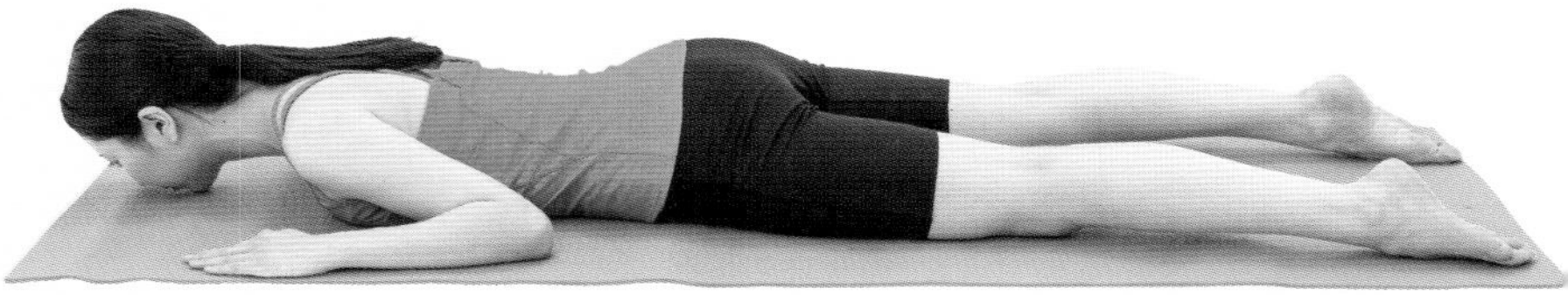

2 口から息を吐きながら腕に力を入れ、ゆっくりと背骨の椎骨を1つ1つ動かして、顔→首→胸の順に起こしていく。

3 肩の下にひじを置き、床を押すようにして首を長く伸ばすイメージで胸椎（背骨の胸の部分）を反らす。20 秒キープ。

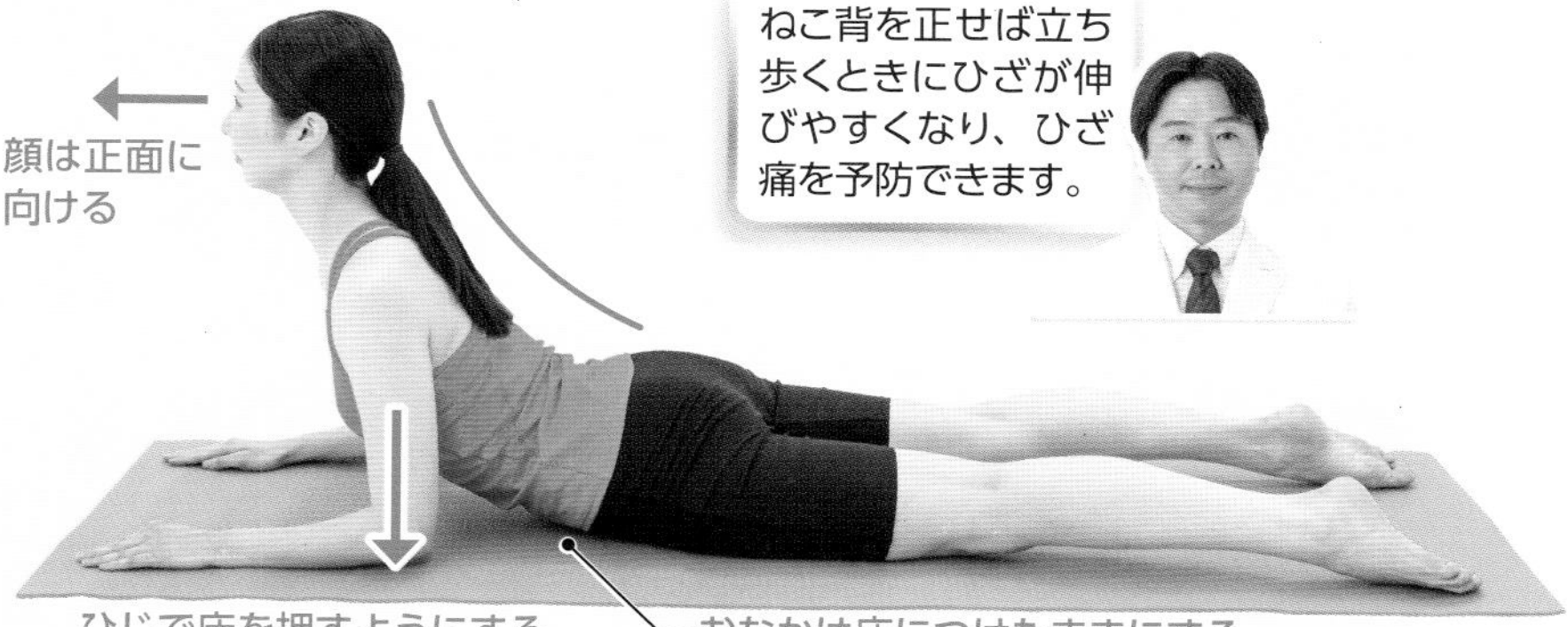

顔は正面に向ける
ひじで床を押すようにする
おなかは床につけたままにする

ねこ背を正せば立ち歩くときにひざが伸びやすくなり、ひざ痛を予防できます。

4 口から息を吐きながら、ゆっくりと椎骨を1つ1つ動かして、胸→首→顔の順に下ろしていき、❶の姿勢に戻る。

1日
2～3セット
が目安

❶～❹を
2～3回行って
1セット
約1分

鍛えにくい腹部の体幹筋が強化でき、歩行時のひざの安定性も一挙に高まる体幹筋トレ「足交差体側のばし」

背骨は前後だけでなく、左右にもしなやかに動きます。体の使い方のクセで姿勢が左右に偏っていると、片側のひざの負担ばかりが重くなり、ひざを傷める原因にもなりかねません。

左右のバランスが取れた安定した姿勢を保つためには、**体のわきを伸ばす1分ほぐし「足交差体側のばし」**が有効です。

体のわきを伸ばすことで、鍛えにくい腹部の体幹筋を活性化し、強化することができます。体幹の深部にあり、おなかまわりをぐるっと取り巻く腹横筋《ふくおうきん》や、背骨に安定をもたらす多裂筋《たれつきん》（99ページ参照）が左右にもスムーズに働くようになって姿勢が安定し、歩行時のひざ関節の安定性も高まります。

足を交差して行うため、体のわきをさらに伸ばすことができるとともに、歩行時にひざを安定させるのに必要な全身のバランス感覚もつかめます。

らくらく体幹筋トレ

足交差体側のばし

腹部の体幹筋を強化し、左右のバランスを整えてひざ痛を防ぐ

1 ひざのお皿を正面に向けて立ち、右足を前に左足とクロスする。

2 鼻から息を吸いながら両腕を上に上げて手のひらを合わせる。

3 口から息を吐きながら、4秒かけて首→胸の順に体を左へ曲げる。

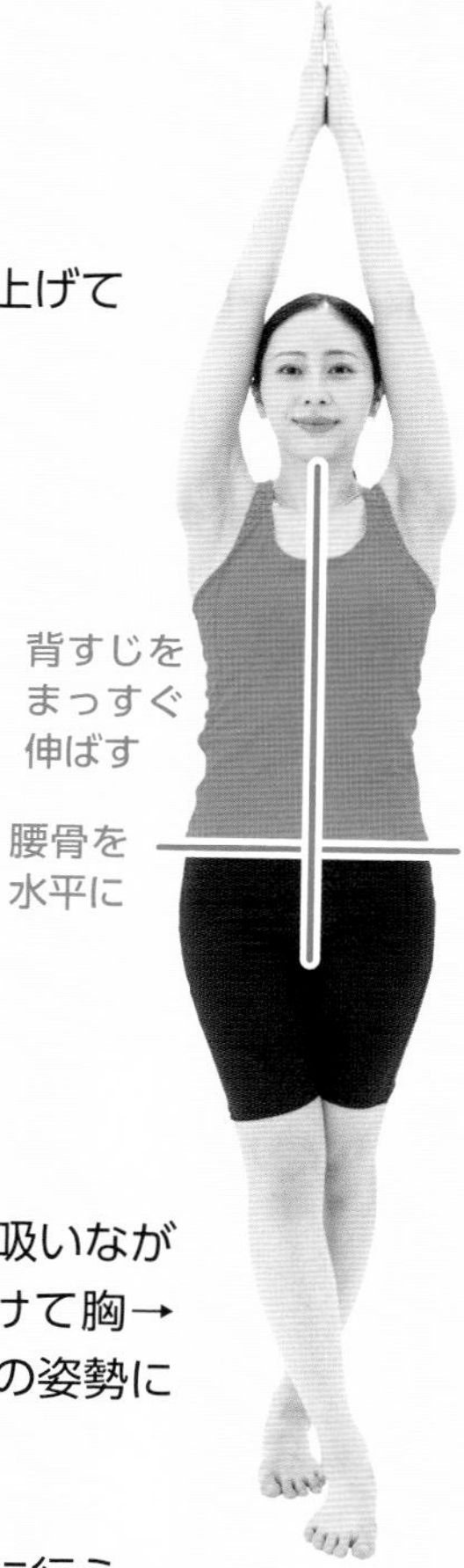

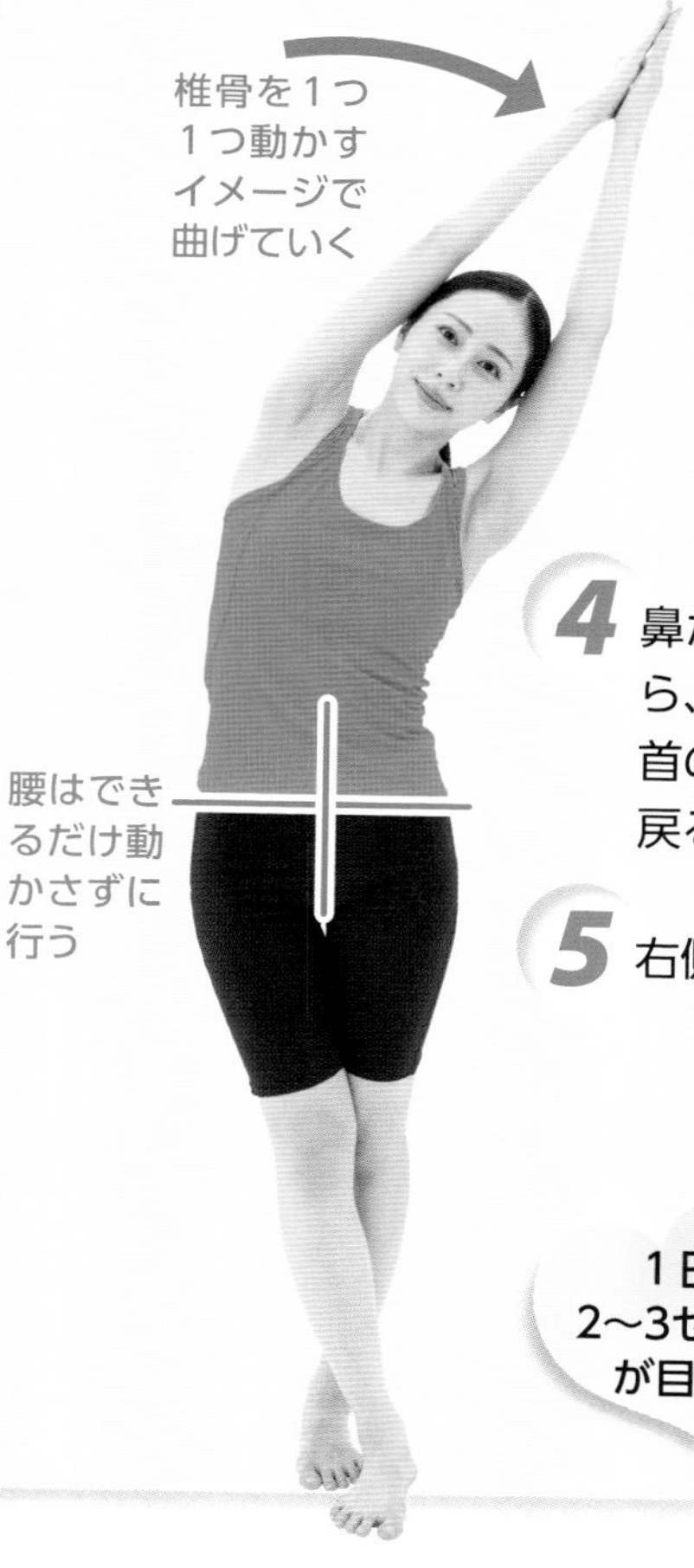
椎骨を1つ
1つ動かす
イメージで
曲げていく
腰はでき
るだけ動
かさずに
行う

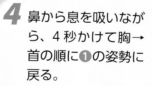

4 鼻から息を吸いながら、4秒かけて胸→首の順に❶の姿勢に戻る。

5 右側も同様に行う。

1日
2〜3セット
が目安

❸〜❺を
2〜3回行って
1セット
約**1**分

スムーズに歩く力を高めるには全身の協調性を保つのも重要で、「立ったままひじひざタッチ」が有効

私たちが歩くさい、足を踏み出すためには、股関節《こ》の筋肉や太ももの筋肉、すねの筋肉を使います。着地した足に体重を乗せて移動するときは、お尻《しり》の筋肉やふくらはぎの筋肉、足裏の筋肉も使います。体重が移動するときは、頭を乗せた体がぶれることなくまっすぐに保てるように、体幹（胴体）の筋肉も使います。腕を振るためには胸の筋肉や腕の筋肉を使います。このように、一口に「歩行」といっても、足だけでなく全身のさまざまな筋肉を使い、それぞれが連携しながら働く全身運動をしているといっていいでしょう。スムーズに歩く力を高めるには、全身の各部位がうまく協調してリズミカルに働くようにすることが重要です。

「立ったままひじひざタッチ」は、全身の協調性を高めるのに最適な1分ほぐしです。楽しい動きなので、ダンス気分で行うのもおすすめです。ただし、痛みや腫《は》れの強い急性期はさけ、症状が落ち着いてから行うようにしましょう。

全身運動 立ったままひじひざタッチ

全身の協調性を高め、スムーズに体を安定させて歩く力をつける

1 両足を腰幅に開いて立つ。両腕を肩の高さに上げてひじを直角に曲げ、胸を広げる。両手は軽く握る。

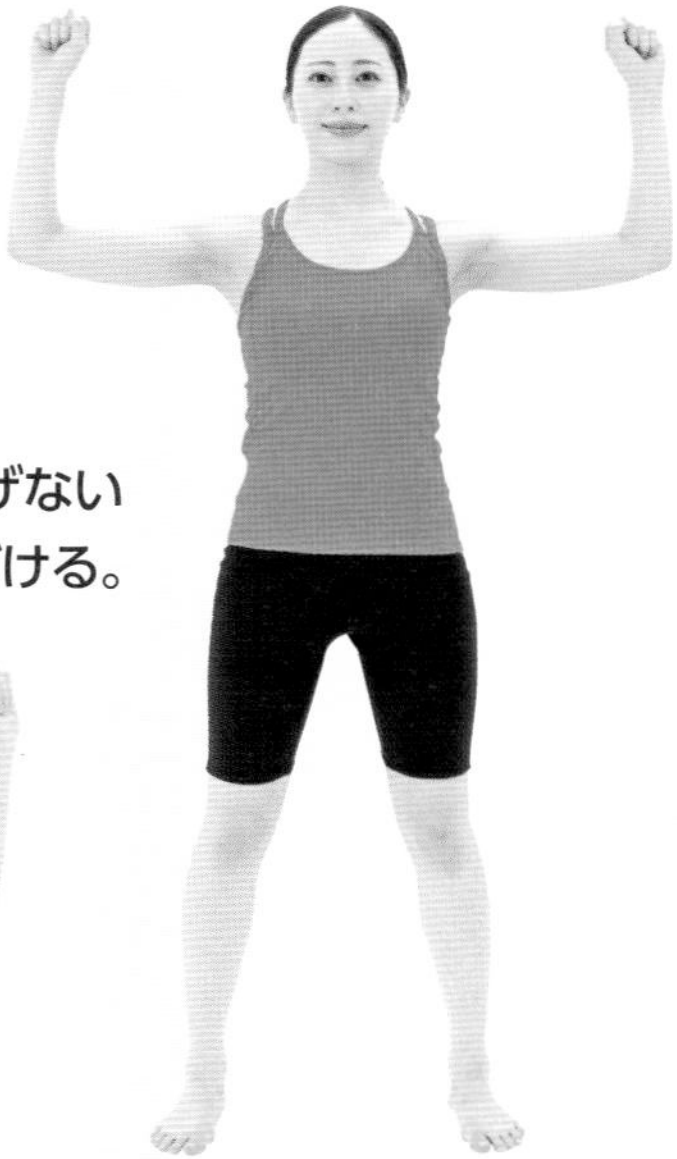

2 左ひざを上げ、首や背すじを曲げないよう注意しながら、右ひじを近づける。

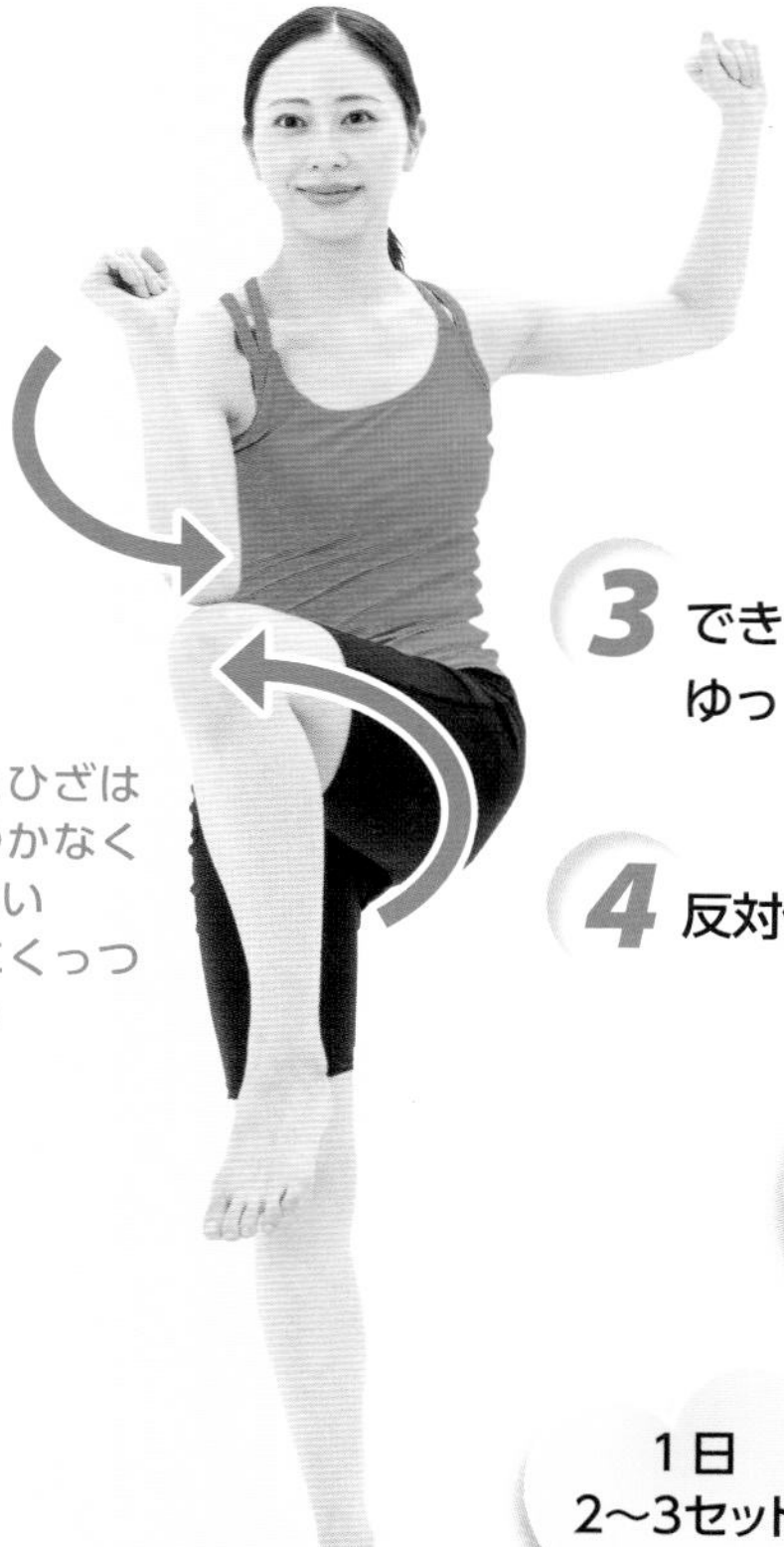

ひじとひざはくっつかなくてもいい
無理にくっつけない

3 できるところまで近づけたら、ゆっくりと❶の姿勢に戻る。

4 反対側も同様に行う。

❷～❹を
2～3回行って
1セット
約1分

1日
2～3セット
が目安

第11章 ―― 症例報告

1分ほぐしでひざ裏を伸ばし
お皿やひざ下をほぐしたら
76歳の両ひざ痛も、
立ち上がるとき
つらい痛みも、
曲がったまま
伸びないひざの痛みも
見事に改善

4年来の両ひざの痛みで姿勢まで老け込んだがひざ裏のばしで解消し、76歳でクリーニング店の立ち仕事を継続

自宅でクリーニング店を営む瀬田晶子《せたあきこ》さん（仮名・76歳・女性）は、いつもてきぱきと仕事や家事をこなし、年齢よりもずっと若々しいといわれることもしばしばでした。ところが、長年の立ち仕事が蓄積したせいか、4年前から、**両ひざに痛み**を感じるようになりました。

ひざが痛むと仕事にも日常生活にも差し障りがあるので、近くの整形外科を受診して、痛み止めの湿布薬をもらっていました。湿布をするとしばらくは痛みが和らぐのですが、1日中忙しく立ち働くうちにまた痛みが強くなることのくり返しで、効果が長続きしません。しだいに、**痛みでひざがまっすぐに伸びず、うつむき加減でそろそろと歩くように**なっていました。

ある日買い物に出かけた瀬田さんは、ウインドウに映った自分の立ち姿を見てビックリしました。**ひざが曲がってねこ背になり、すっかり老け込んだ印象になっていた**

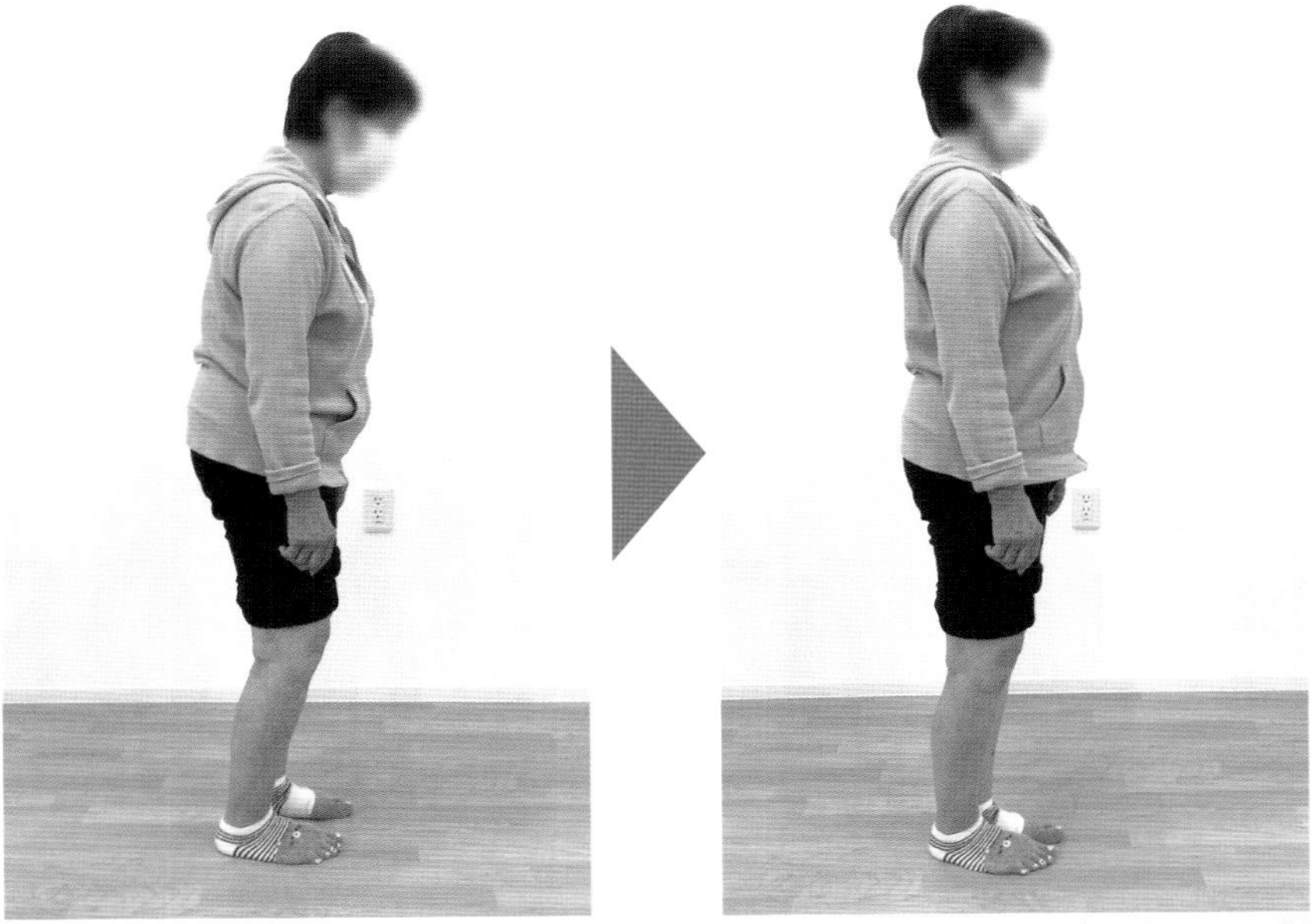

ひざ裏を伸ばし、足腰や体幹の筋肉を鍛えることで、ひざの痛みが解消。ねこ背も正され、見違えるほど姿勢がよくなった（ご本人による再現）

のです。

「このままではいけない、なんとかしなくては」と危機感を抱いた瀬田さんは、運動療法の指導で定評のあるクリニックを受診しました。

瀬田さんは、床に座って両足を前に伸ばしてもひざが伸び切らず、ひざ裏が床から浮く状態でした。そこで最初に取り組んだのが、**1分ほぐし「ひざ裏のばし」**（58ページ参照）でひざ裏を伸ばすことでした。

ひざが伸び切らないままで立ち歩くと、不安定な関節に体重がかかってますますひざを傷めるう

＊症例協力／けやきクリニック整形外科（石川県金沢市）

え、姿勢も悪くなるからです。

最初はひざ裏を伸ばすと痛みを感じたものの、しっかり伸ばすことで痛みが軽くなることに気づいた瀬田さんは、自宅でもひざ裏のばしを続けました。ひざ裏のばしのほかにも、背すじを伸ばして姿勢を保つため、指導された足腰の筋肉や体幹（胴体）深部の筋肉を鍛える体操も自宅で続けました。

特にひざ裏のばしは、ただ伸ばすだけと簡単でわかりやすいのも気に入り、また、何よりひざが伸びると気持ちがいいので、行うのが楽しみにもなって、すっかり朝夕の習慣になりました。すると、徐々にひざが伸び、ひざ裏が床に近づくようになってきたのです。

成果が目に見えたことでますますやる気が出て、体操を1ヵ月続けた結果、**両ひざの痛みを感じることがほとんどなくなり、ひざをかばうことなく軽快に歩けるように**なりました。そして、1分ほぐしを始めて8ヵ月後には、**ひざがまっすぐになり、背すじが伸びて、鏡で見た自分の姿が見違えるほど若返った**ことに驚き、喜びでいっぱいになったそうです。

ひざ痛の改善には全身のバランスを正すことが大切だと実感した瀬田さんは、1～2週間に1回の運動療法のクラスに参加しながら、元気に立ち仕事を続けています。

夜中に目覚め睡眠不足になるほどのひざ痛が1分ほぐしで足首を柔軟にし太ももを強化したら軽快し、テニスを再開

田中昭彦《たなかあきひこ》さん（仮名・62歳・男性）は、ふだんは主にデスクワークをしています。60歳を過ぎたころ、デスクから**立ち上がるさいに右ひざに痛み**を感じはじめました。通勤電車でも、座席に座ってしまうと駅に着いて立ち上がるときに痛むので、座らずに立つようにしていました。正座やあぐらから立ち上がるのはもっとつらいため、居酒屋などでは、座敷ではなくテーブル席を選ぶようになりました。

痛みのためにひざを伸ばせず、ねこ背ぎみの姿勢になっていたせいか、腰も痛むようになってきました。しだいにひざの痛みは強まり、**夜中に寝返りを打つたびにひざの痛みで目が覚めるため、睡眠不足が続きました。**

田中さんは以前から趣味でテニスを続けていて、体力、筋力には自信がありましたが、ひざが痛くてはテニスができません。ひざの痛みは加齢で筋肉量が減ったせいもあるのではと考えた田中さんは、スポーツトレーナーから運動指導を受けることにな

りました。

トレーナーによる身体チェックで、田中さんは、❶足首が硬い、❷足指が硬くて開かないという2点を特に指摘されました。足首が硬いと、歩行時に足を踏み出すとき爪先を十分に上げられず、ひざに負担がかかります。また、足指が開かないのは足裏の筋肉が働いていないためで、足裏のアーチ構造がくずれてしまい、ひざが地面から受ける衝撃を十分に和らげることができません。

そこで田中さんは、**「1分ほぐし」「かかとの上げ下げ」**（92ページ）や**「足指にぎり」**（90ページ）を中心に運動を始めました。同時に、ひざ関節を安定させること、ひざをピンと伸ばして歩けるようにすることを目的に、太もも前面の大腿四《だいたいし》頭筋《とうきん》の筋力をつける**「ダウンモーションランジ」**（86ページ）も行いました。

自宅でも運動を続けた結果、4ヵ月後には**ひざの痛みがすっかり解消。ひざを伸ばして歩けるように**なって、腰痛も気にならなくなりました。オフィスでも通勤でも**痛みを感じることなくイスからの立ち上がりができるようになり、テニスも再開**することができたということです。

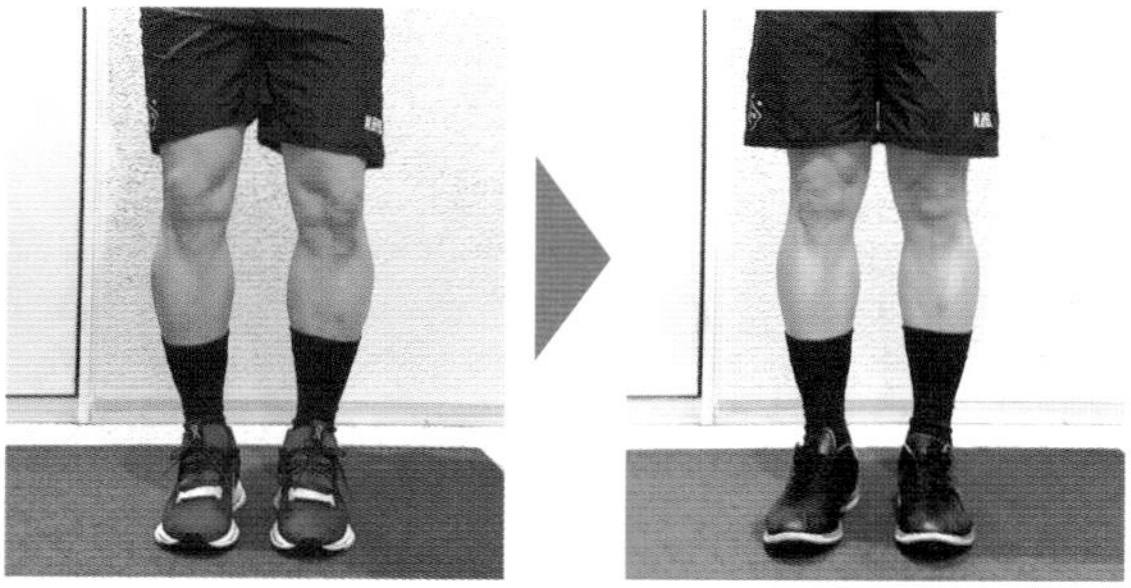

足首や足指を柔軟にし、太もも前面の筋肉を鍛えることでひざの痛みが解消されて、まっすぐに伸ばせるようになった

＊症例協力／本橋恵美

変形性膝関節症で伸び切らないひざが1分ほぐしで太ももを強化したらきれいに伸び、痛みもほぼ引いた

社交ダンスが趣味という高木《たかぎ》優実《ゆみ》さん（仮名・58歳・女性）は、数年前、左足の股《こ》関節に痛みを感じるようになりました。股関節の痛みをかばって無理がかかったのか、それから1年後には同じ側のひざも痛みはじめ、日常的に痛みを感じるようになりました。それでもダンスが好きでやめられず、痛みを我慢しながらレッスンを続けていたところ、**左ひざがしだいに伸ばせなくなり、腫《は》れも感じました。**

さすがにダンスを続けるのは無理と判断してレッスンは休止し、なるべく安静にしていたのですが、股関節とひざの痛みは消えません。ダンスをしなくなり、体を動かす機会が減ったために、筋肉も落ちてきてしまいました。

このまま二度と踊れなくなってしまっては困ると考え、高木さんは、近くの整形外科を受診しました。その結果、**変形性膝《ひざ》関節症**と診断されて湿布薬などを処方してもらい、股関節痛やひざの痛みは落ち着き、腫れも治まりました。

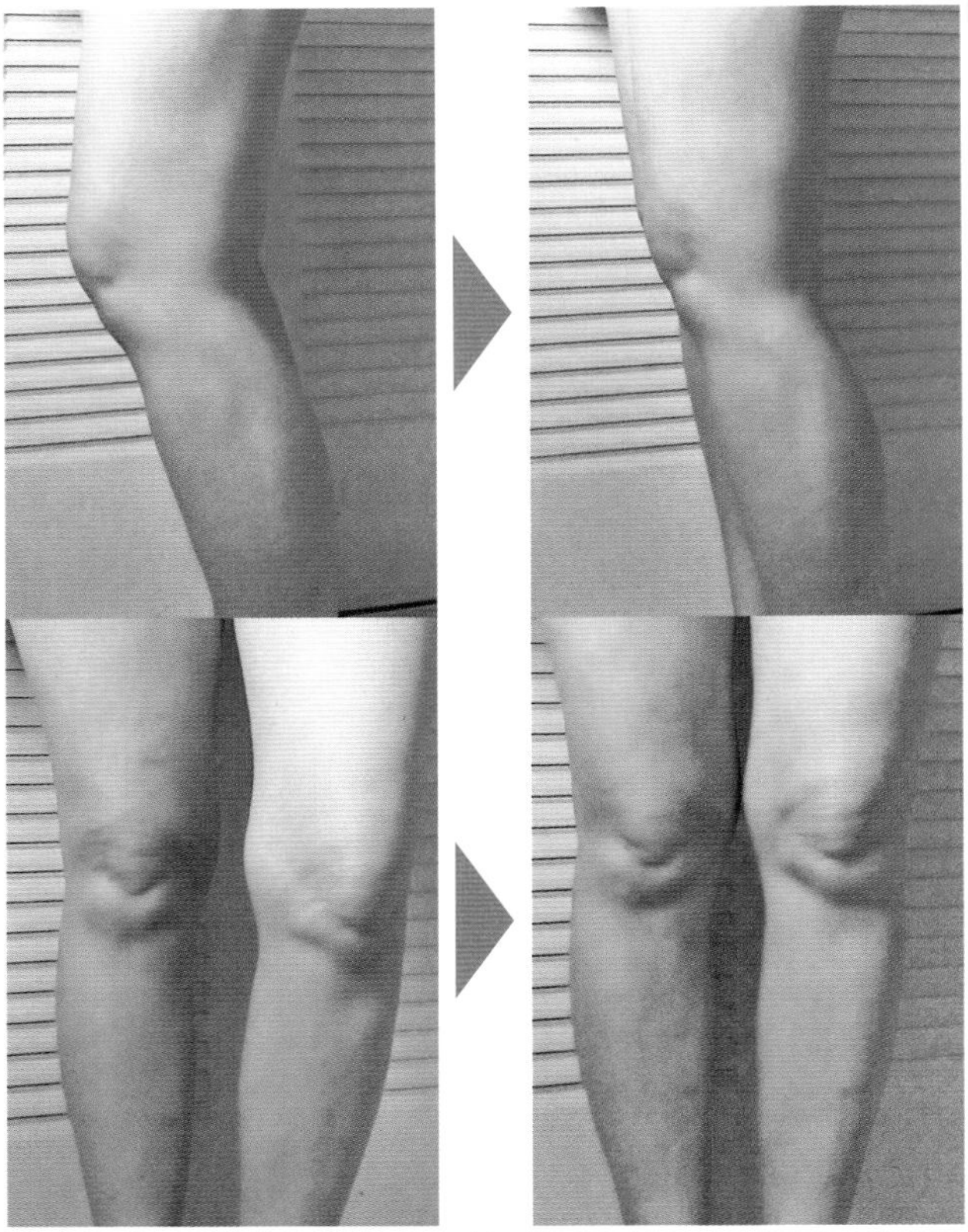

痛みで左ひざがまっすぐに伸ばせなくなっていたが、1分ほぐしを3ヵ月続けたら、痛みが取れてひざが伸び、見た目も美しくなった（ご本人による再現）

ただ、ひざを伸ばそうとするとまだ痛むので、このさいしっかりと体づくりをしたいと、運動指導を受けることになりました。きつい筋トレをすると痛みが心配なので、イスを利用する**「簡易スクワット」**（84ページ）や**「ダウンモーションランジ」**（86ページ）といった1分ほぐしで太ももの筋力をつけて、体幹（胴体）などの全身のバランスを整えることにしました。

すると3ヵ月後には、痛みをほとんど感じなくなり、**曲がっていたひざが伸びて、見た目もきれいになってきました。**この調子でひざに無理がかからない体の使い方を身につければ社交ダンスに復帰する日も近いと、運動を続けています。

＊症例協力／本橋恵美

運動不足と過体重でひざ痛に悩んだがお皿ほぐしとひざ下ほぐしを続けたら山登りを楽しめるほど回復

進藤美智子《しんどうみちこ》さん（仮名・52歳・女性）は若いころから山登りが好きで、シーズン中は毎週の休みごとに仲間とあちこちの山へ出かけるほどでしたが、４年前に体調をくずし、休止せざるを得なくなりました。

山登りをしなくなった進藤さんは、すっかり運動不足になってしまいました。すると体重がどんどん増え、それとともに左ひざが痛むようになってきました。ひざが痛むと動くのがおっくうになるので、体重がまた増えてしまいます。

ひざの痛みをなんとかしようと整形外科を受診したところ、**変形性膝《ひざ》関節症**と診断されました。痛み止めの内服薬や湿布薬を処方され、医師からは「もう少し体重を減らしましょう」といわれました。

減量のため、軽いランニングをしてみましたが、ひざの痛みが強まったので断念。運動指導を受けていたトレーナーにそれを伝えると、ランニングはひざに負担がかかるのではいけないといわれ、その代わりに、**「お皿八方ほぐし」**（39ページ）や**「ひざ下ほぐし」**（52ページ）などの1分ほぐしを教えてもらいました。

こんなことでひざ痛がよくなるのだろうかと少し疑いながらも、進藤さんは自宅で毎日、ひざのお皿の骨やひざ下をほぐしつづけました。すると驚いたことに、痛みが徐々に和らいできたのです。6ヵ月後には**痛みがほとんど消え**、ひざの痛みでねこ背になっていた姿勢もまっすぐになり、体調もよくなって、以前のように**山登りを再開**することができました。

進藤さんは1分ほぐしを続けて、ひざの柔軟性を保つよう心がけているということです。

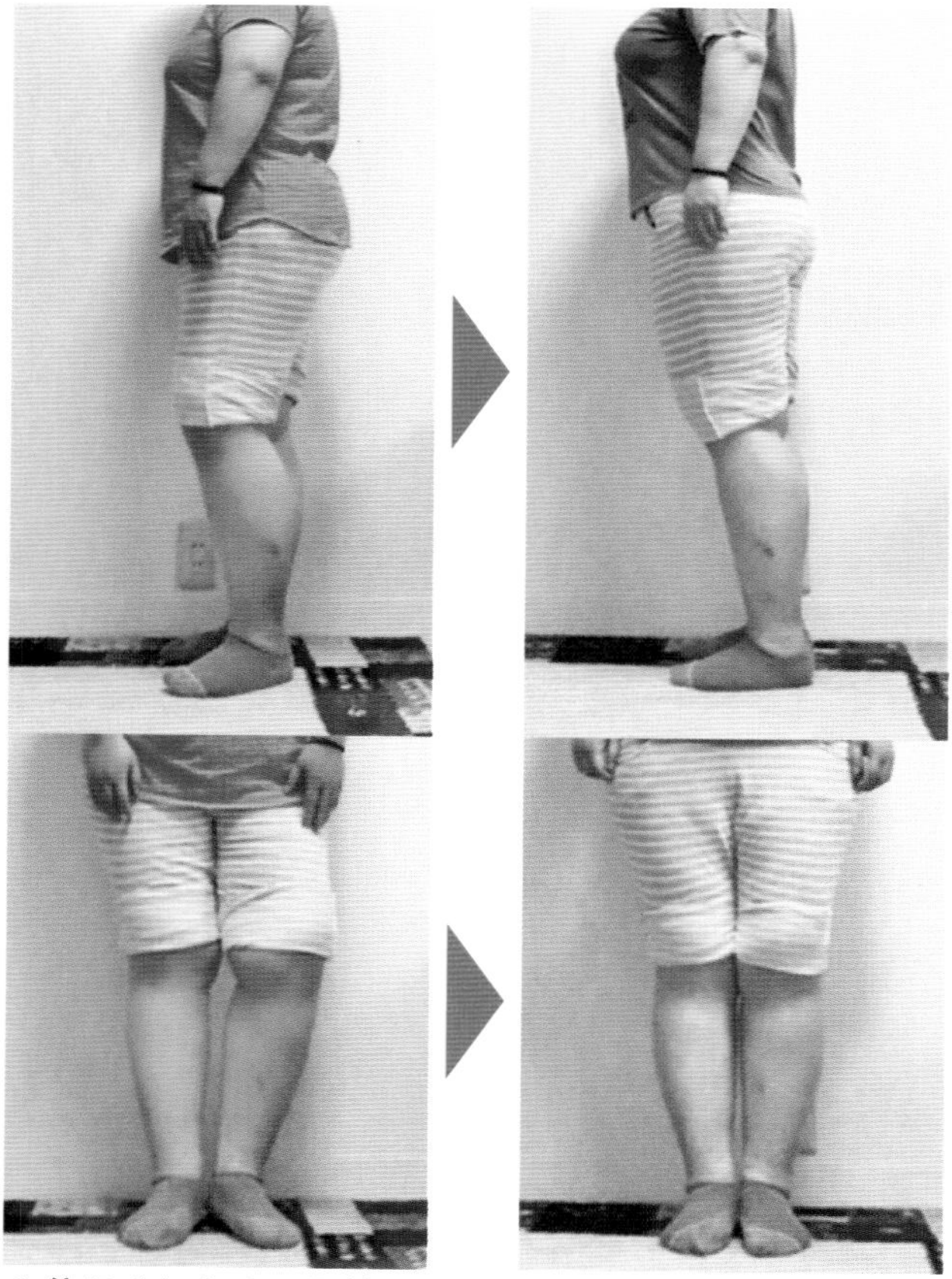

1分ほぐしを6ヵ月続けたら、左ひざの痛みが取れて伸ばせるようになり、ねこ背も伸び、姿勢がよくなった

＊症例協力／本橋恵美

第12章 —— 病院の治療

『変形性膝関節症診療ガイドライン2023』に学ぶ病院で受ける保存療法の推奨度一覧

薬物療法・装具療法・物理療法などの保存療法で「推奨度1」に選ばれたのは、鎮痛薬の外用と運動療法

医療機関で行われる変形性膝《ひざ》関節症の**保存療法（手術以外の治療法）**には、次のようなものがあります。

❶**薬物療法**……薬を用いて痛みを抑える治療です。内服薬（飲み薬）や座薬、外用薬（塗り薬・貼《は》り薬）、薬を注射する方法があります。

内服薬・座薬・外用薬として用いられる主な薬には、**NSAIDs《エヌセイズ》（非ステロイド性消炎鎮痛薬）**、**アセトアミノフェン**、**オピオイド系鎮痛薬**などがあります。これらのほか、**SNRI《エスエヌアールアイ》**（痛みを感じる脳の働きを抑える薬）の内服薬が処方されることもあります。

注射薬には、**ヒアルロン酸**、**ステロイド**があります。ヒアルロン酸はもともと関節液にも含まれる成分で、ひざの動きを滑らかにし、関節軟骨を保護する働きがあり、痛みを抑えることができます。ステロイド（副腎皮《ふくじんひ》質《しつ》ホルモン）には、炎症を

抑えて痛みを劇的に抑える効果があります。どちらもひざ関節が腫《は》れて痛む場合に、関節内に注射針を刺して水を抜いた後に行われるのが一般的です。

❷**装具療法**……**サポーター**や**インソール（足底板《そくていばん》）**、**ブレース（ひざ関節を補強する自助具）**などを用いてひざにかかる負担を軽減する方法です。歩行を補助する目的で杖《つえ》も用いられます。

❸**物理療法**……**赤外線照射**や**温熱パック**で患部を温める**温熱療法**、専用の機器を用いてごく弱い電流を患部に流す**経皮的電気神経刺激療法（TENS）**、超音波を患部に照射する**超音波療法**、**鍼灸《しんきゅう》療法**などがあります。

❹**運動療法**……体を動かして筋肉を増強したり、筋肉や軟部組織をほぐしたりすることで、痛みを軽減する方法です。

日本整形外科学会は、**『変形性膝関節症診療ガイドライン2023』**で保存療法別に推奨度を示しています（122ページの表参照）。**最もすすめられているのはNSAIDs（外用薬）と運動療法**で、特に運動療法は**鎮痛効果**に加え、**身体機能・ADL***の**改善効果**も認められるとしています。つまり、変形性膝関節症の保存療法は、専門医の診察を受けて薬物療法で痛みを和らげたうえで、運動療法を行って、ひざ関節を含む全身の機能を改善していくことが最も効果的だといえるでしょう。

＊日常生活動作（Activities of Daily Living）：移動・食事・更衣・排泄・入浴・整容など日常生活で必要な基本的な動作のこと。

変形性膝関節症の保存療法推奨度一覧

推奨度1　実施することを推奨する　**推奨度2**　実施することを提案する

分類				一般名（製品名）	特徴・副作用	推奨度
薬物療法	鎮痛薬・消炎薬	内服薬・座薬	NSAIDs（非ステロイド性消炎鎮痛薬）	ロキソプロフェン（ロキソニン）、ジクロフェナクNa（ボルタレン）、セレコキシブ（セレコックス）、エトドラク（オステラック、ハイペン）	最もよく処方される鎮痛薬。胃腸障害、腎障害などの副作用が現れやすい	2
		外用薬	NSAIDs（非ステロイド性消炎鎮痛薬）		最もよく処方される鎮痛薬。内服薬に比べ、胃腸障害などの副作用が比較的現れにくい	1
		内服薬・座薬	アセトアミノフェン	アセトアミノフェン（カロナールなど）	消炎作用はなく鎮痛効果も弱いが、胃腸への負担が少ない	2
		内服薬	オピオイド系鎮痛薬	トラマドール（トラマールなど）	通常の鎮痛薬が効かない強い痛みに用いる。頭痛、眠け、めまい、吐きけなどの副作用が現れることがある	2
		注射薬	ヒアルロン酸関節内注射→次㌻参照	ヒアルロン酸	関節軟骨を保護し、関節の動きを滑らかにすることで痛みを鎮める	2
			ステロイド関節内注射→次㌻参照	副腎皮質ホルモン	炎症や痛みに素早く効果を現すが、長期連用で軟骨の変性や骨粗鬆症を招く恐れがある	2
	鎮痛補助薬	内服薬・座薬	抗うつ薬（SNRI）	デュロキセチン（サインバルタ）	痛みを感じる脳の働きを抑え、慢性化した痛みを鎮める	2

分類・内容			推奨度
装具療法	ひざ装具、足底板（インソール）、杖などで、ひざ関節の変形や異常な動きを正したり、歩行動作を補助したりする→124㌻参照		2
物理療法	経皮的電気神経刺激療法（TENS）	ごく弱い電流を患部に流し、末梢神経を刺激することで痛みを鎮める	2
	超音波療法	超音波を患部に照射し、軟部組織を振動させて温め、痛みを鎮める	2
	鍼灸療法	鍼や灸でツボを刺激することで痛みを鎮める ＊鍼灸療法は「実施しないことを提案する」とされている	2*
運動療法	体を動かして、筋肉を増強したり軟部組織をほぐしたりして、痛みを軽減し、関節を動かしやすくする		1

（推奨度は日本整形外科学会『変形性膝関節症診療ガイドライン2023』に基づく）

ヒアルロン酸・ステロイドの関節内注射は短期的な鎮痛効果に優れるが、長期治療には適さないのが難点

ひざ関節内で滑膜炎《かつまく》が起こり患部が腫《は》れて痛む場合は、注射針を刺して水を抜いた後にヒアルロン酸やステロイドを患部に注射する治療が行われます。**ヒアルロン酸の関節内注射**は、関節液にも含まれる成分のヒアルロン酸*を注射し、関節の滑りをよくすることで炎症や痛みを鎮めます。ピンポイントで注入するので飲み薬に比べて効きめが早く副作用が少ないという利点があります。ただし注射したヒアルロン酸は1～2週間で分解・吸収されてしまうため効きめは短く、根本的な治療にはなりません。約1週間ごとに数回くり返しても効果がなければ、ほかの治療法への切り替えを検討します。**ステロイドの関節内注射**は患部に副腎皮質《ふくじんひしつ》ホルモンを注射する方法で、痛みや炎症を素早く鎮める効果があります。ただし、軟骨が変性したり骨がもろくなったりする副作用の恐れがあり、ステロイド自体が感染の危険性を上げることがあるため、痛みや炎症が強く他の薬物治療が効かない場合に、回数を限定して使用します。

*グルコサミノグリカンという物質。

ひざの痛みを軽減して歩くのがらくになる
ひざ装具、インソール、杖の使い方ガイド

変形性膝《ひざ》関節症の**装具療法**は、ひざ関節の負担を軽減して異常な動きを正すことで痛みを和らげたり、歩行を助けたりする目的で行われます。

❶ひざ装具（サポーター、ブレース）

軟らかくて伸縮性のある素材の**サポーター**は、主に保温の目的で使用します。関節を支える機能はほとんどないものの、温めることで血流をよくし、痛みを和らげてひざを動かしやすくする効果が期待できます。

ブレースは、ひざの手術後に手術部位が安定するまで関節を固定したり、炎症や痛みが強い急性期に、関節を支持しながら曲げ伸ばしを補助することで痛みを和らげたりするために用います。ガッチリした硬い素材のもの、関節を支える支柱が入っているもの、比較的軟らかい素材で着脱がらくなものなどさまざまな種類があります。病状に合わせて、医療機関で相談のうえ選択します。

杖の選び方

杖の先を足先の前方20センチのところに置いて、ひじを30〜40度に曲げて、しっかりと握りが持てる長さにする。

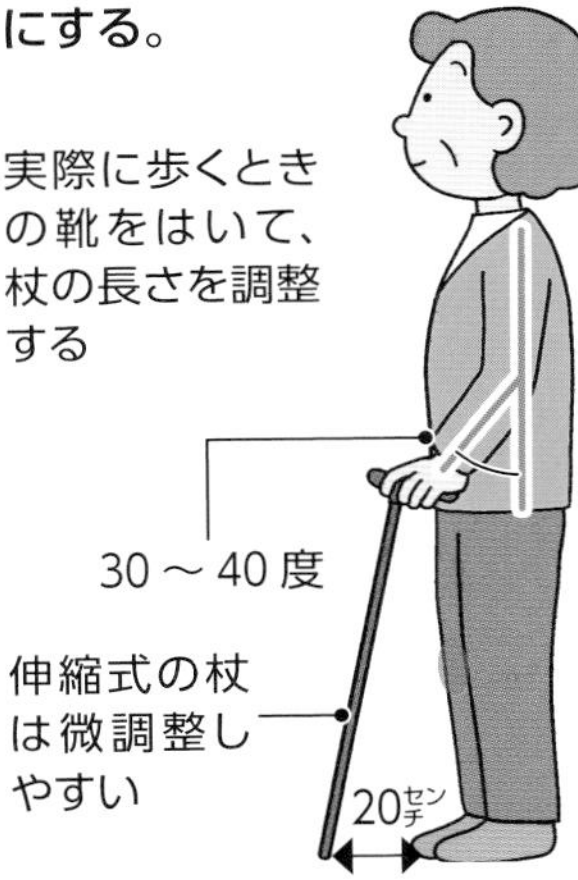
実際に歩くときの靴をはいて、杖の長さを調整する
30〜40度
伸縮式の杖は微調整しやすい
20センチ

杖の長さの目安は(身長÷2)+3センチ

＊体格や姿勢によって適切な長さが変わるので、実際に杖を使って歩いてみて自分に合う長さを決めることが重要

ひざ装具の例

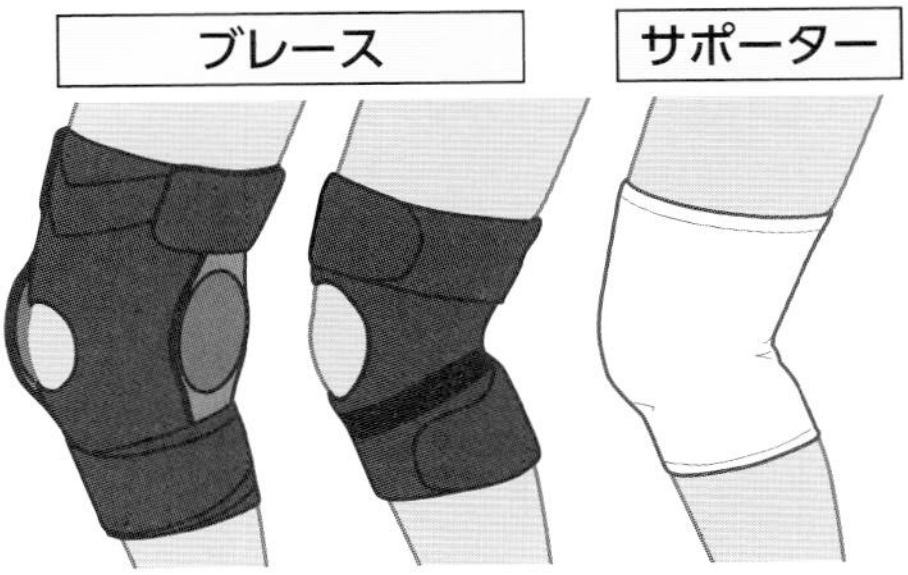
ブレース
サポーター

インソール（足底板）

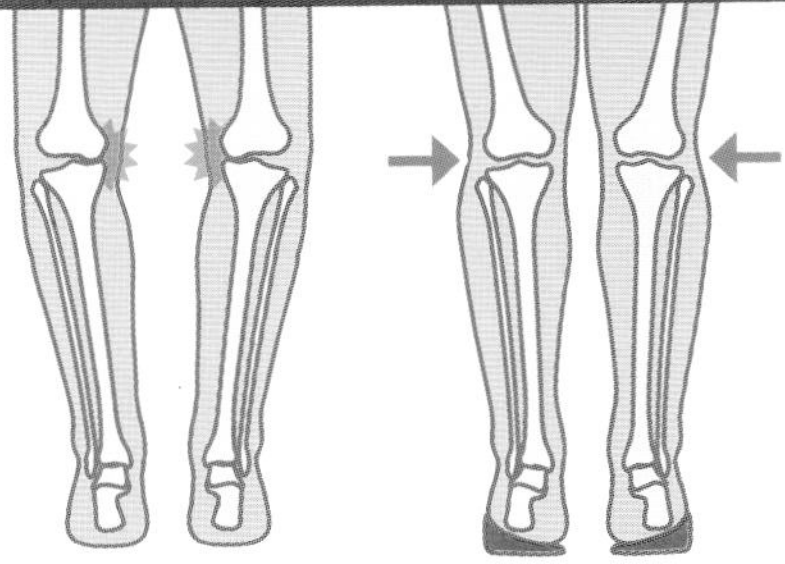

足の外側を高くして、ひざを内側に寄せる

❷インソール（足底板）

ひざ関節の変形でO脚《オーきゃく》になっている場合、**インソール**で足の外側を高く、内側を低くすることで下肢《かし》の変形を補正する目的で用います。ひざの内側への偏った負荷が軽くなるため、痛みを軽減することができます。靴の中に入れて使用するもののほか、足裏に取り付けるものもあります。

❸杖《つえ》

歩行を助ける自助具（日常動作を自分で行えるよう助ける道具）として用います。歩行時にひざにかかる体重が分散されてらくになるほか、転倒の予防にもなります（選び方・使い方は上図・次ページ参照）。

杖の使い方

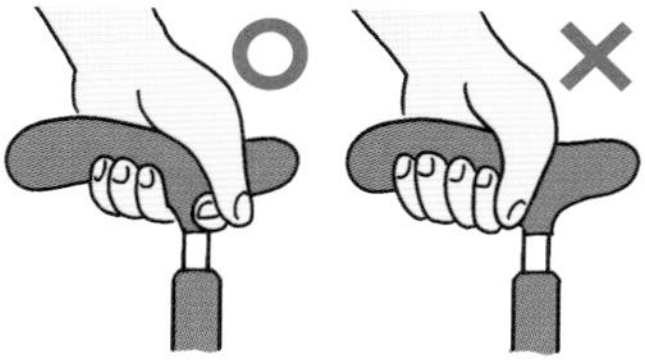

○
×

杖の握り方

（T字型握りの場合）人さし指と中指でシャフト（軸）を挟むようにして持ち手を握る。シャフトの片側だけを握ると手から離れやすく、転倒の恐れがある。患側（痛むほう）のひざと反対側の手で杖を握る。

杖を使った歩き方（右ひざが痛む場合で説明）

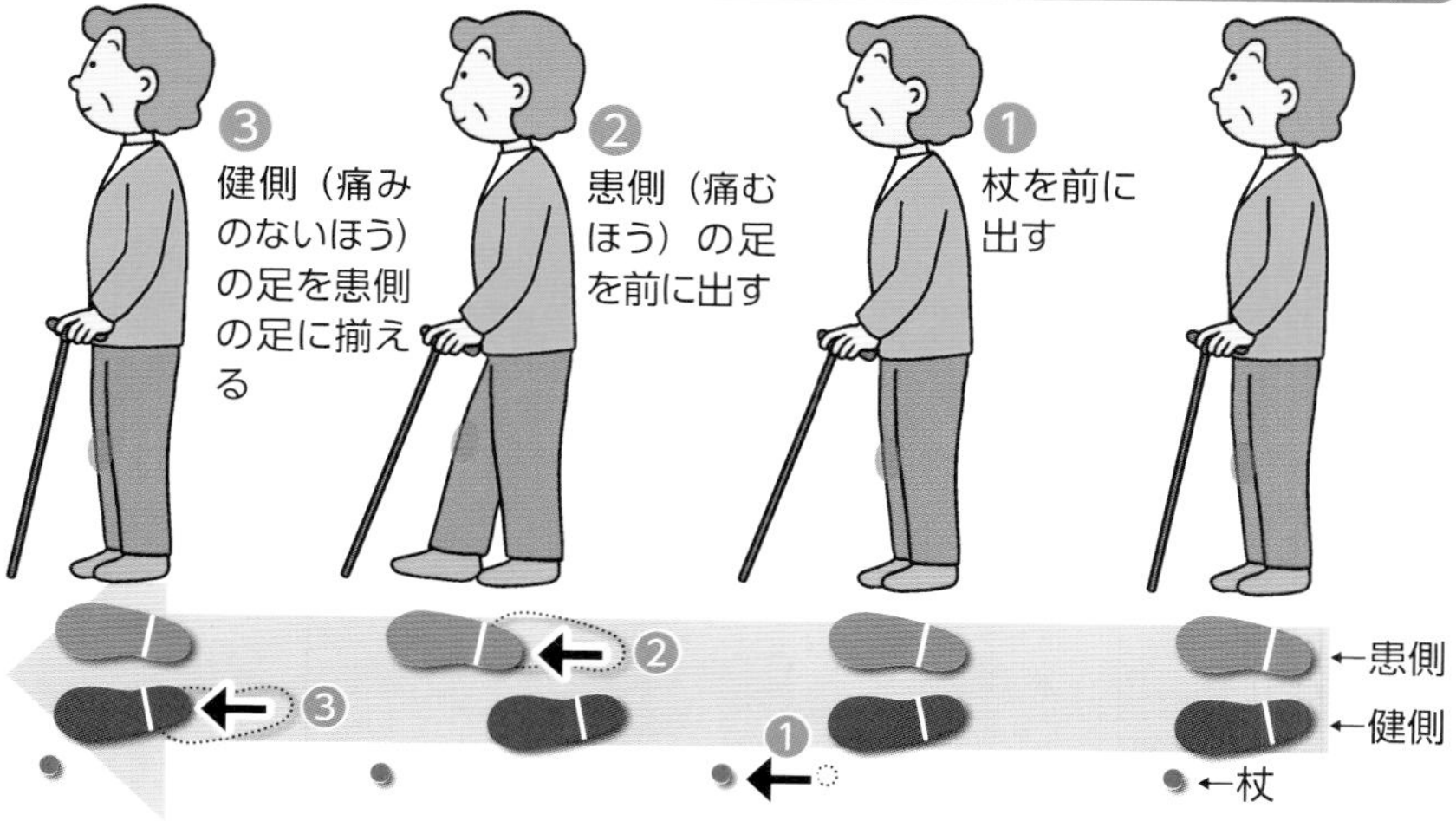

③ 健側（痛みのないほう）の足を患側の足に揃える
② 患側（痛むほう）の足を前に出す
① 杖を前に出す
←患側
←健側
←杖

杖を使った階段の上り方

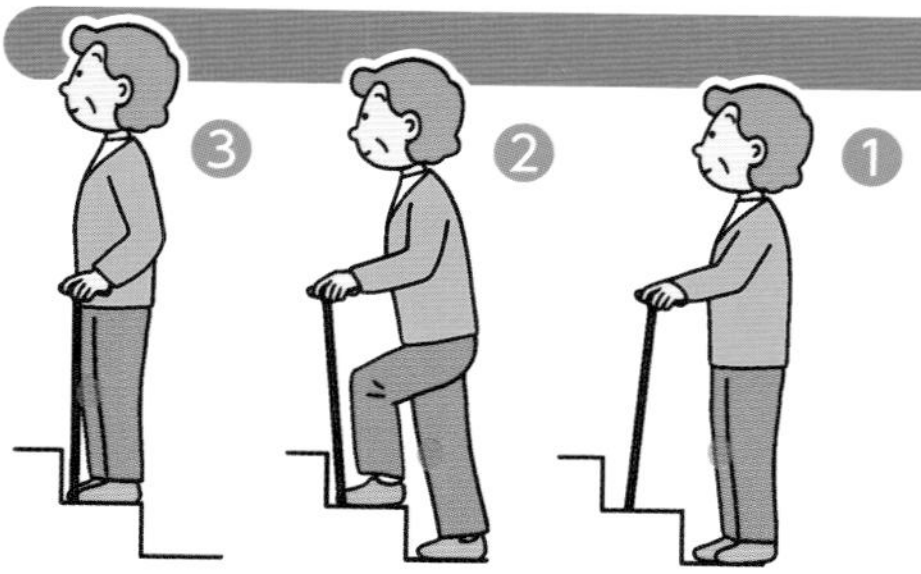

③
②
①

❶杖を1段上につく

❷健側（痛みのないほう）の足を1段上に上げる

❸患側（痛むほう）の足を1段上に上げる

杖を使った階段の下り方

❶杖を1段下につく

❷患側（痛むほう）の足を1段下に下ろす

❸健側（痛みのないほう）の足を1段下に下ろす

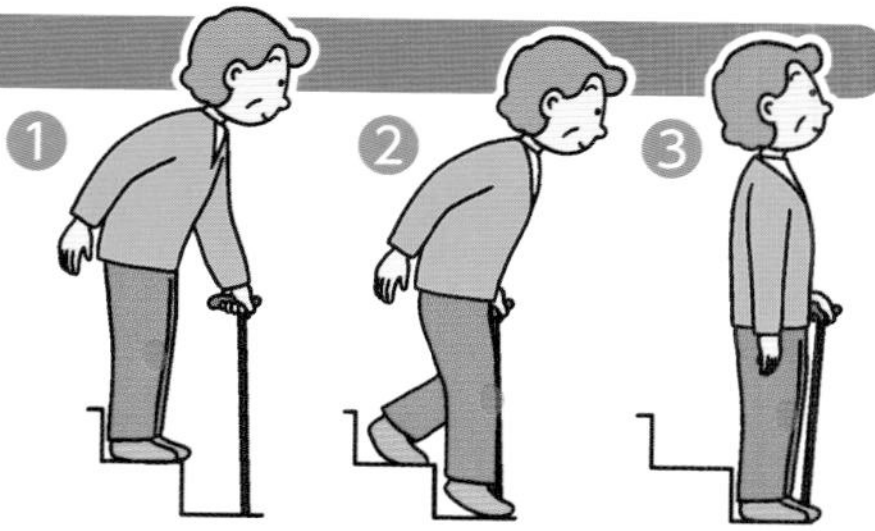

①
②
③

第13章 ―― 手術の新常識

人工関節手術は最終手段！
自前のひざ関節を温存し軟骨を守る新手術が次々登場

手術の受けどきの考え方が大きく変わり、進行が早いタイプの変形性膝関節症は早期に「関節温存手術」を受けるのが賢明

変形性膝《ひざ》関節症の治療で、保存療法（手術以外の治療法）を十分に行ってもひざの痛みや腫《は》れが引かず、軟骨のすり減りと変形の進行が早いことがX線（レントゲン）やＭＲＩ（磁気共鳴断層撮影）などの画像検査で確かめられた場合は、手術を検討することになります。

変形性膝関節症に対する手術療法を大きく分けると、変形した関節を人工関節に入れ換える**「人工関節置換術」**（１３８㌻参照）と、もとの骨や軟部組織を生かして変形を矯正する**「半月板内方化術」**（セントラリゼーション法。１３０㌻参照）や**「骨《こつ》切り術」**（１３４㌻参照）などの**「関節温存手術」**があります。

かつては「関節の軟骨が極度にすり減り変形が末期になった段階で手術を検討する」のが一般的でした。しかし現在は、必ずしもそうではありません。というのは、「早い段階で関節温存手術を受けることが患者さんに最良の結果をもたらす場合があ

変形性膝関節症の進行

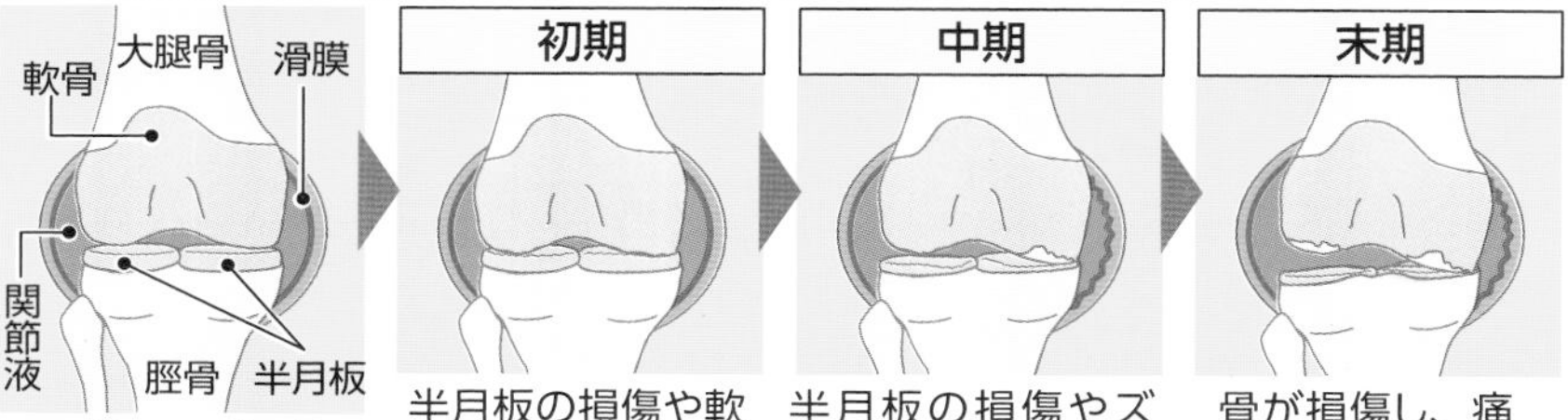

正常なひざ関節

初期：半月板の損傷や軟骨のすり減りが生じ、痛みを感じる。わずかに関節のすきまが狭くなる

中期：半月板の損傷やズレ、軟骨のすり減りが進行し、滑膜炎が起こって腫れて痛む。中等度の変形が起こる

末期：骨が損傷し、痛みが強くなる。関節の変形が大きくなる

る」ことが明らかになってきたからです。**ひざ関節内の滑膜《かつまく》炎による痛みや腫れが強く、関節軟骨のすり減りや変形の進行が早いケース**では、保存療法を続けても悪化を抑えるのが難しく、ただ漫然と保存療法を続けるうちに、自前《じまえ》の大事な軟骨が失われ、立ち歩きが相当困難になり、人工関節置換術しか選択肢がない状況になる恐れもあります。このようなケースでは、早い段階で、自前の軟骨を生かしながらひざ関節の機能を取り戻せる関節温存手術を受けたほうが、つらい思いをする期間が短くてすみ、ＱＯＬ（生活の質）の向上につながります。

ただ、いつどんな手術をするかは、どんな生活を送りたいかという患者さんの希望によっても変わってきます。手術を検討するさいは、仕事や家事をスムーズにこなしたい、旅行に行きたい、スポーツに打ち込みたいなど、自分の希望と病状についてよく考え、ひざの治療を専門とする整形外科医の診察を定期的に受けながら、十分に相談することが大切です。

ひざを衝撃から守る軟骨「半月板」を温存し自前のひざで痛みなく歩けるようになり関節の変形も抑える新手術「半月板内方化術」

大腿骨《だいたいこつ》（太ももの骨）と脛骨《けいこつ》（すねの骨）の間にある「半月板」という軟骨には、関節にかかる衝撃を吸収し、負担を分散する役割があります。変形性膝《ひざ》関節症では、関節軟骨がすり減るだけではなく、半月板が傷ついたりずれたりしているケースが非常に多く見られます。近年では、この半月板の損傷やズレが変形性膝関節症の発症や悪化の原因になっていると考えられるようになってきました。半月板が傷み、大腿骨と脛骨の間のクッション機能が低下すると、大腿骨と脛骨の関節軟骨が直接こすれ合うようになってすり減りが進み、変形につながるのです。

従来は、半月板の損傷を治したりズレを正したりするのは難しいとして、傷んだ半月板は手術で切除するのが一般的でした。しかし、半月板を切除すると大腿骨と脛骨の間のクッションがなくなり、関節軟骨のすり減りがますます進んでしまいます。そのため現在では、半月板は切除しないか、なるべく小さな切除に留め、傷を縫い合わ

半月板修復術・半月板内方化術

半月板修復術

変形性膝関節症では、半月板が損傷（断裂）し、関節のすきまからずれているケースが非常に多い。関節鏡を使って傷ついた半月板を縫い合わせる

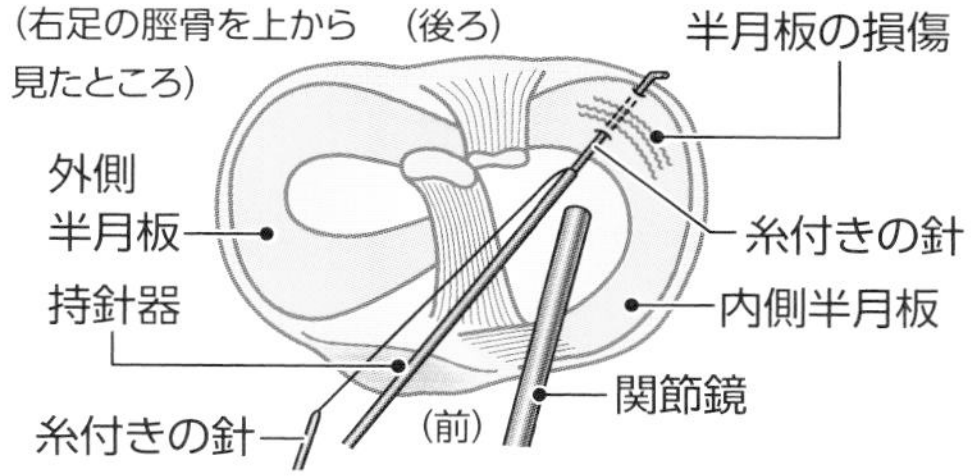

半月板内方化術

損傷を修復した半月板を脛骨に縫いつけて正しい位置に戻すことで痛みを取り、関節軟骨のすり減ったところを保護することで、長期的に変形の進行を予防する

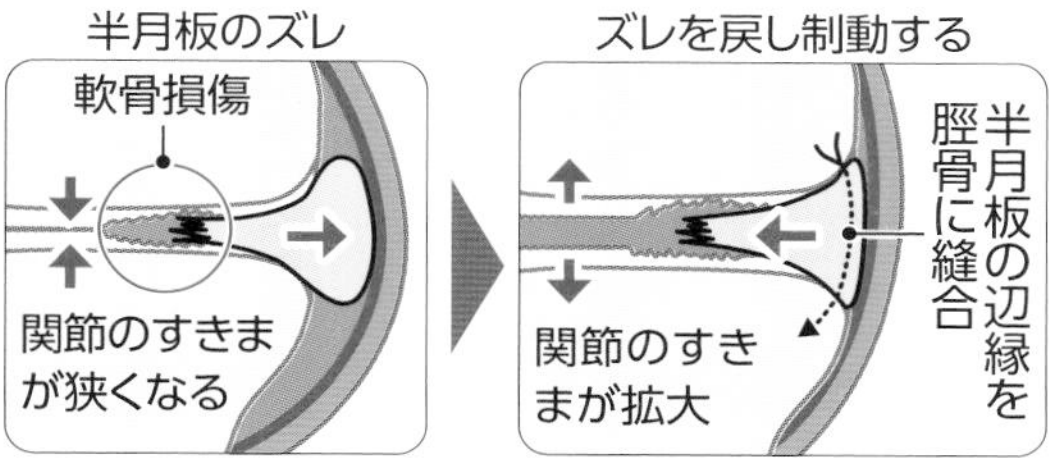

せてできるかぎり半月板を残す**「半月板修復術」**を行うようになっています。

私が勤務する東京医科歯科大学病院では、関節鏡を使って傷ついた半月板を縫い合わせる半月板修復術をした後、私が開発した**関節温存手術「半月板内方化術」（セントラリゼーション法）**を行い、半月板のズレを正します。半月板の辺縁を脛骨に縫いつけて正しい位置に戻す方法で、これにより、痛みを取ると同時に、関節軟骨のすり減ったところが保護され、長期にわたり変形の進行予防が期待できます。

半月板修復術の入院期間は、1週間程度です。手術後6週間程度は松葉杖を使わなければなりませんが、3ヵ月くらいで日常生活上の制限はなくなり、自前《じまえ》のひざでもとのように歩くことができるようになるので、患者さんの満足度が高いという利点があります。

ひざの腫れと痛みが引かず関節の変形の進行が危惧されたが、半月板内方化術で痛みも腫れも治まり元気に通勤できた

松山聡美《まつやまさとみ》さん（仮名・54歳・女性）のひざ痛は、ある日の仕事帰りに起こりました。駅で出発まぎわの電車に乗ろうと小走りをした瞬間、右ひざの裏側に激痛が走ったのです。電車にはなんとか間に合い、片足を引きずりながらも帰宅することができましたが、翌日も痛みが残ったばかりか徐々に腫《は》れて、熱を持ってきました。

近くの整形外科を受診してX線（レントゲン）検査をしましたが、特に異常はないといわれ、痛み止めの湿布薬を処方されました。その後しばらくようすを見ましたが、腫れも痛みも治まりません。痛みで家事や通勤にも時間がかかって困った松山さんは、担当医から紹介状をもらい、当院を受診しました。

X線検査で見ると、内側の関節のすきまが少し狭まっているものの、年齢相応の変形で、それだけで痛みが出るほどの異常とは思えません。ところが、MRI（磁気共鳴断層撮影）検査でくわしく調べたところ、**内側の半月板がひざ裏で脛骨《けいこつ》（すねの骨）**

にくっついている部分（半月板後根）が損傷し、ずれていることがわかりました。

おそらく、急に走り出したとき、もともとやや変形していたひざ関節に無理な力がかかって半月板がずれ、引っぱられるように裂けたのだと思われます。

そこで、関節鏡を使って、損傷した半月板を縫い合わせる**半月板修復術**を行い、その後、**半月板内方化術（セントラリゼーション法）で半月板のズレを正しました。その結果、3ヵ月後には痛みや腫れはすっかり治まりました。**

松山さんは、二度と慌てて走り出さないこと、本書で紹介したような1分ほぐしの体操を行って足の筋力をつけることを心がけ、以前と同様、元気に電車通勤を続けています。

松山さんのX線（レントゲン）・MRI画像

手術前X線（右足正面）　手術前MRI（右足正面）

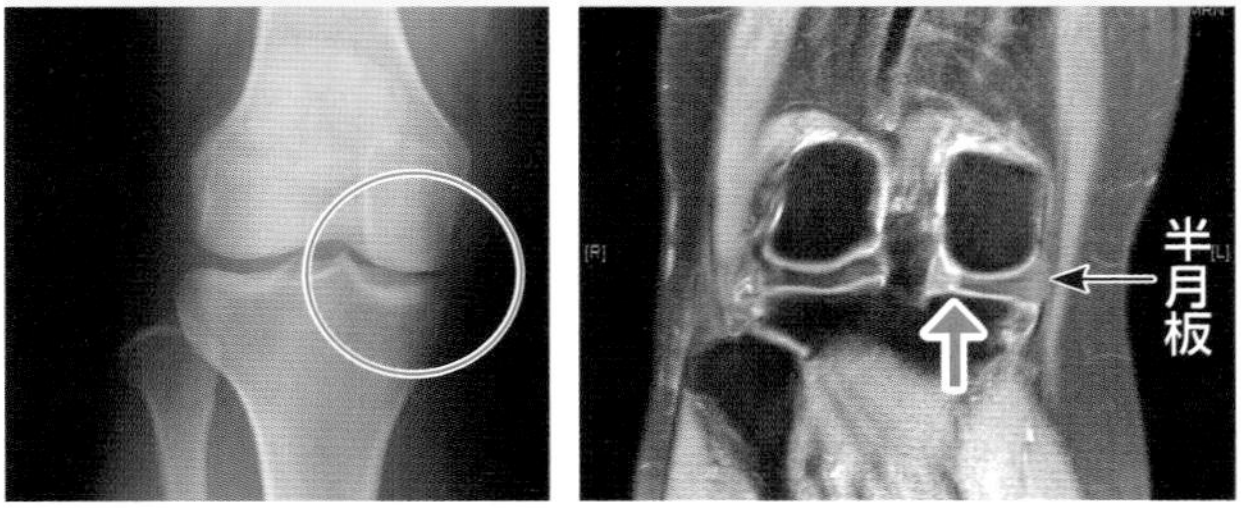

X線（レントゲン）画像（左）では内側の関節のすきまがやや狭まっているだけだが、MRI画像で半月板後根が損傷して半月板がずれていることが判明

手術前MRI（右足正面）　手術1年後MRI（右足正面）

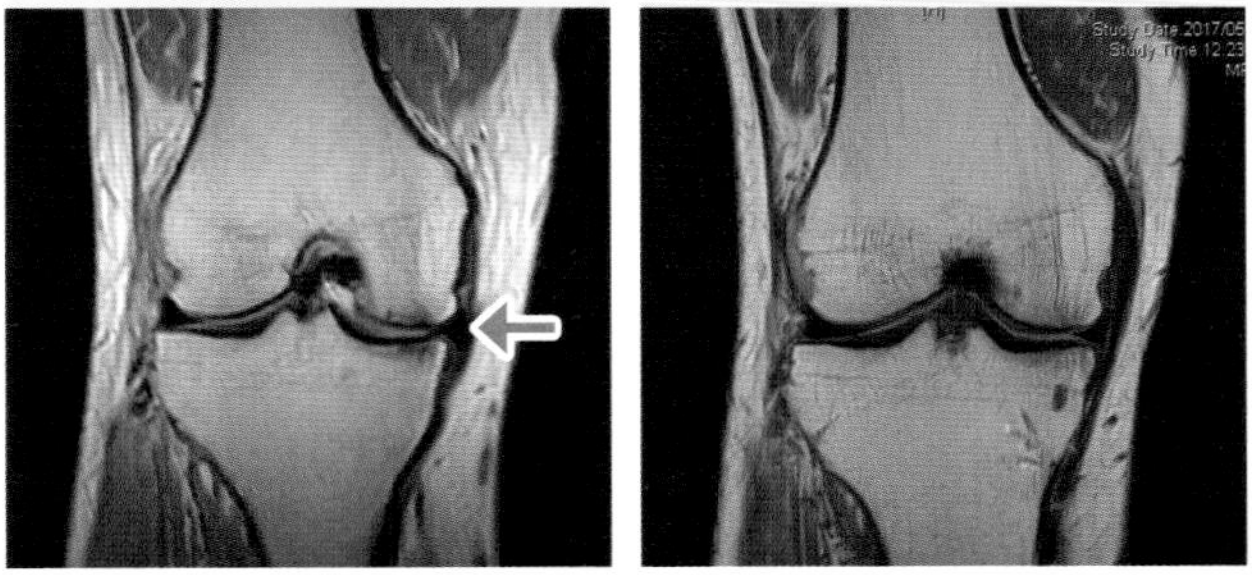

手術前は半月板がずれ、骨髄にも病変があったが、手術でズレを正した後、1年で病変も消失

O脚など下肢の変形を矯正して
ひざへの偏った負担を正し、痛みが引いて術後は
登山やテニスもできる「骨切り術」

「骨切《こつ》り術」は、骨を切って変形性膝《ひざ》関節症による下肢《かし》の変形を矯正する手術です。O脚《オーきゃく》になっていた下肢の**変形が矯正されると、内側に偏った重心が外側に移動し、痛みを除くことができます。**大きな負荷から解放された内側の関節軟骨の状態が改善することも多く、それ以上の変形を予防する効果も期待できます。

　骨切り術には、どの骨をどう切るかによっていくつかの種類がありますが、いずれも自前《じまえ》の骨や軟部組織を生かす**関節温存手術**です。比較的よく行われるのは、脛骨《けいこつ》（すねの骨）上部の内側を切って人工の骨を挟み込み、変形した骨の並びをややX脚ぎみに整え、チタンのプレートとボルトで固定する方法です。

　人工骨はもとの骨と同様に代謝（古い骨が溶かされて吸収され新しい骨が作られること）され、数年たてば自分の骨に置き換わります。骨を固定したプレートとボルトは手術後1年くらいで取り出すので、最終的に体内に金属は残りません。ボルトの穴も

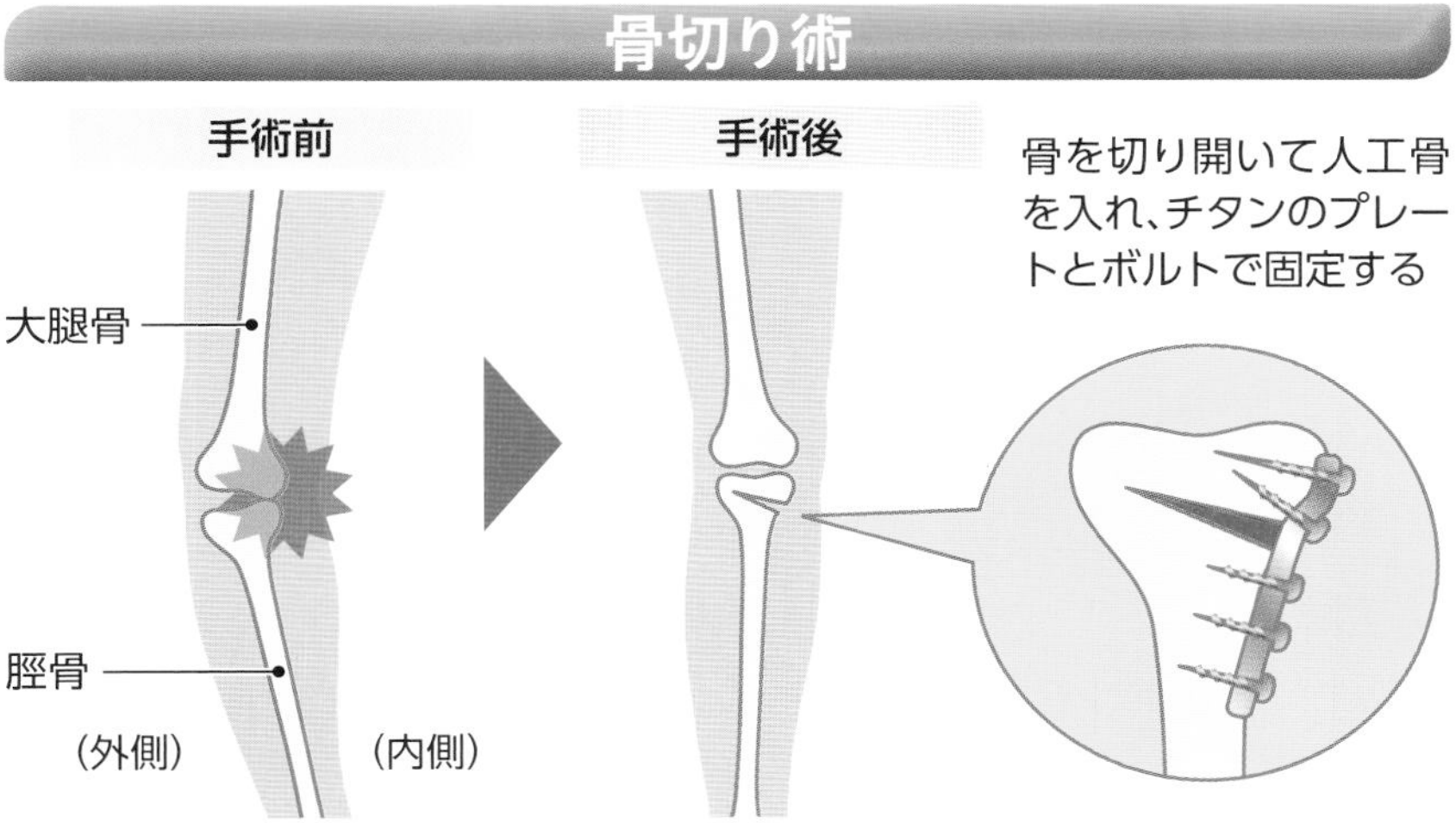

時間がたてば自然に埋まります。なお、チタンは非磁性体（磁石にくっつかない物質）なので、取り出すまでの間にＭＲＩ（磁気共鳴断層撮影）検査も受けられます。

骨切り術は通常、軽度から中等度の変形性膝関節症に対して行われます。変形が内側だけでなく外側にも及んでいたり、変形が内側だけでもかなり進行したりしていると、この手術が行えない場合もあります。

人工関節置換術（１３８ページ参照）のように人工関節の耐久性が問題になることがないため、**登山やテニス、ランニングといったひざに負荷がかかるスポーツをしたい人や活動性の高い人、比較的若い人にすすめられる手術**です。

入院期間は2～3週間程度で、手術後2日めにはひざを曲げることができます。脛骨だけを切った場合は2週間後から体重をかけて歩くことが可能で、3ヵ月ほどで骨がしっかりくっつけば、通常の生活が送れます。

変形性膝関節症が悪化し人工関節手術をすすめられたが、骨切り術など関節温存手術で治り、東京マラソンで見事完走

斉藤隆義《さいとうたかよし》さん（仮名・64歳・男性）は抗加齢医学の医師として活躍しながらワインスクールの講師も務める多趣味な方で、中でも力を注いでいるのがマラソンです。2019年には念願のホノルルマラソンに参加したのですが、完走はしたもののレース途中から右ひざに痛みを感じました。腫《は》れもあり、帰国してからはトレーニングを休まざるを得ず、ただ歩くだけでも痛みが出るような状態でした。

近くの整形外科を受診してX線（レントゲン）検査をしたところ、右ひざ関節の内側の軟骨がすり減って変形、骨にも損傷が及んでおり、変形性膝《ひざ》関節症と診断されました。痛みを取るには手術が必要といわれ、人工関節置換術をすすめられました。ただ、くわしく話を聞くと、人工関節が破損する恐れがあるので長距離走はできなくなることが判明。今後もマラソン大会に出場したいのでそれでは困ると、ほかの方法を求めて、当院を紹介されたのです。

斉藤さんのX線（レントゲン）・MRI画像など

手術前Ｘ線（正面・右足正面）

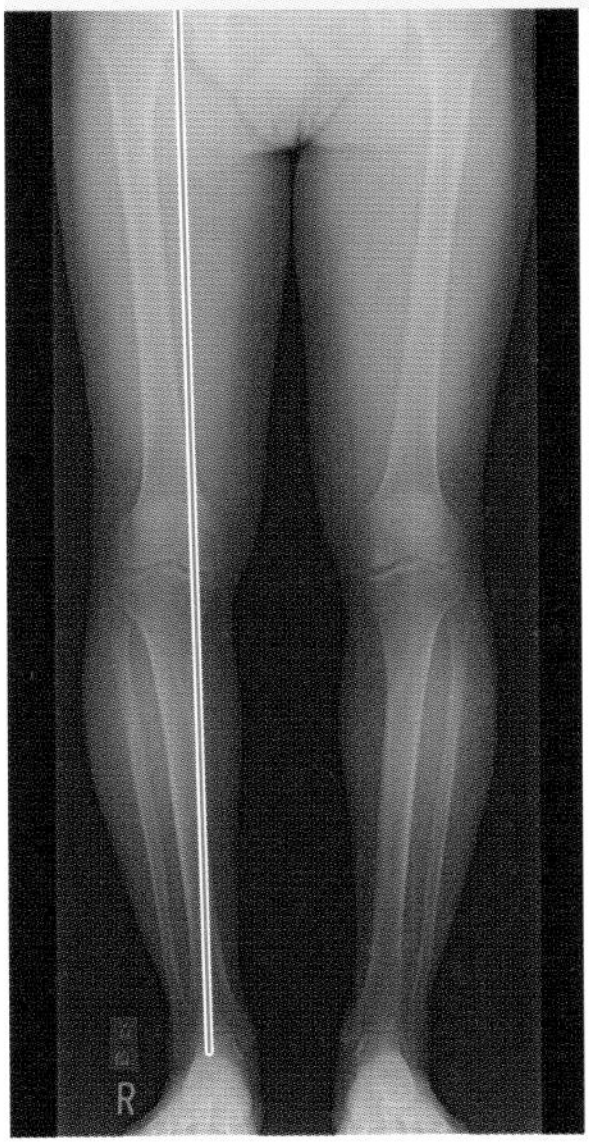

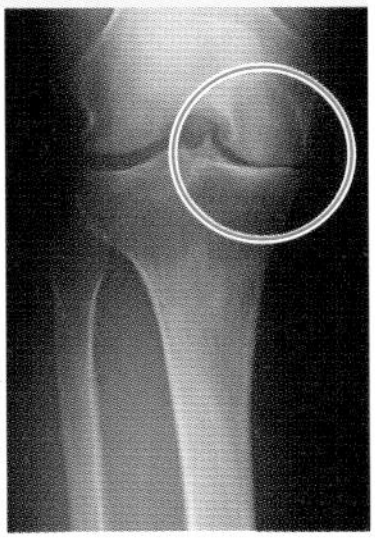

右足内側の軟骨がすり減って変形、骨にも損傷が及んでいた

手術後X線（右足正面）

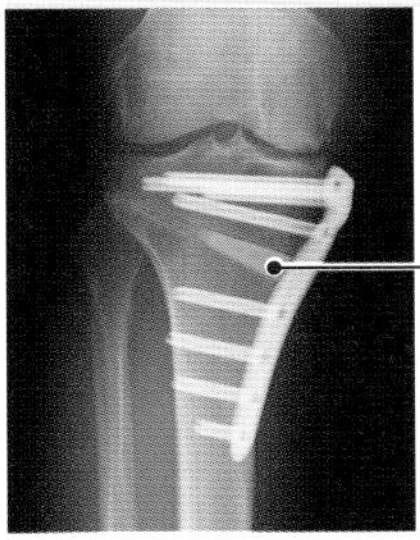

脛骨を切ったところ

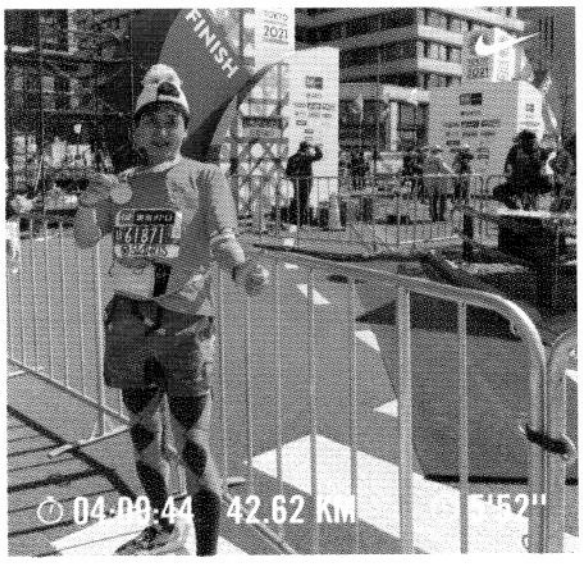

手術から1年半後、東京マラソンで完走

骨の損傷はあったものの、斉藤さんはランナーだけに筋力があるので、骨切り術で変形を矯正すれば、その後も適切な骨の並びを十分維持していけると診断できました。そこで骨切り術を採用し、ＭＲＩ（磁気共鳴断層撮影）検査で半月板の断裂とズレも認められたため、半月板修復術と半月板内方化術も同時に行うこととしました。

斉藤さんは、手術後に走るのを休んでいる間も「かかとの上げ下げ」などの1分ほぐしで筋力の維持を心がけ、4ヵ月後にはジョギングを再開しました。手術から1年後に骨を留めていたプレートとボルトを抜去。1年半後には東京マラソンに参加し、4時間9分44秒の記録で、見事に完走することができました。

末期の変形性膝関節症では最終手段として「人工関節手術」が選択され両側同時に手術を受けられるようになった

変形性膝《ひざ》関節症で、ひざ関節の変形による損傷が内側だけでなく外側や膝蓋骨《しつがいこつ》（お皿の骨）にまで及んでいたり、内側だけであっても変形がかなり進行し、軟骨だけでなく骨まで傷んだりしていると、骨切《こつ》り術が行えないことがあります。そのようなケースで、ひざの痛みで歩けないなど日常生活に差し支えがある場合には、最終手段として、ひざ関節を人工関節に置き換える**「人工関節置換術」**が選択されます。

人工関節置換術には、ひざ関節の一部だけを入れ換える[*1]**「人工関節単顆《たんか》置換術」**、[*2]**「膝蓋大腿《だいたい》関節置換術」**と、全部を入れ換える**「人工関節全置換術」**があります。いずれも**金属やセラミック、ポリエチレンなどでできたインプラント（人工関節の部品）でひざ関節の変形が解消され、痛みなく歩けるようになります。**

人工関節置換術に用いられるインプラントにはさまざまな種類があり、患者さんの骨の形や病状に応じて最適なものが選択されます。両側のひざ関節に変形や損傷があ

＊1 ひざ関節の内側または外側だけを人工関節に入れ換える方法。
＊2 膝蓋大腿関節（膝蓋骨と大腿骨の間の関節）を人工関節に入れ換える方法。

人工関節置換術

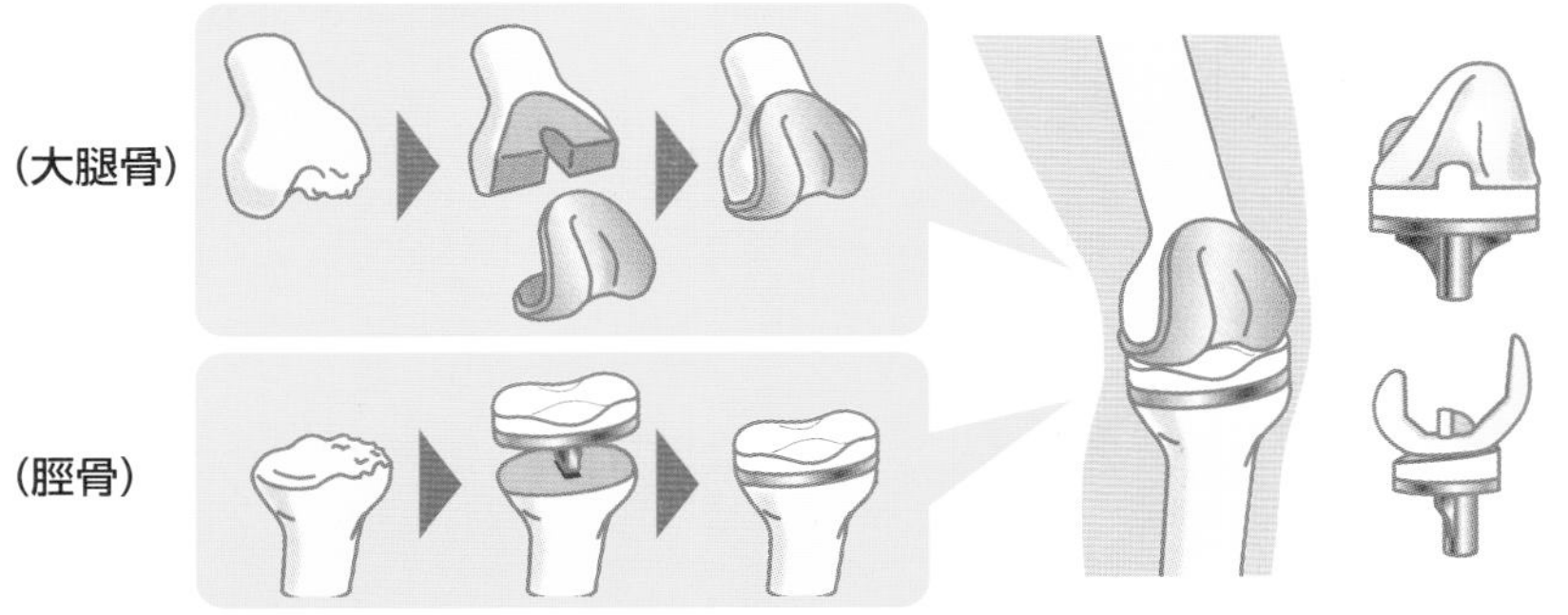

骨の表面をインプラントの形に合わせて切り、骨セメントでインプラントを固定

日本人の骨の形に合わせたインプラント

る場合は、**両側を同時に手術することも可能**です。近年はインプラントの耐用年数が延びて**15~25年程度は持つ**とされていますが、破損やゆるみが起こった場合は**再手術**（人工膝関節再置換術）が必要になることもあります。

入院期間は片側だけなら約2週間、両側なら約3週間、入院中に入浴や階段の上り下りなどの日常生活動作についての訓練を行います。ほとんどの患者さんは手術後2週間以内に杖《つえ》を使って歩けるようになります。

退院後数ヵ月で自転車や車の運転ができ、ひざに強い負荷がかからないスポーツ（ゴルフやハイキング、サイクリング、水泳など）なら可能になります。ただ、インプラントの耐久性は向上してきてはいますが、強い負荷がかかりつづけると壊れる恐れもあり、重い物を持ったり、地面から連続して衝撃を受けるランニングなどをしたりするのはさけたほうがいいでしょう。インプラントの種類によっては、正座ができなくなることもあります。

車イス生活も覚悟した重度の変形性膝関節症を両側同時の人工関節手術で治療。杖に頼らず元気に歩けるようになった

佐々木《ささき》敦子《あつこ》さん（仮名・76歳・女性）は、10年以上前から、両ひざに痛みを抱えて過ごしてきました。痛みが強くなるたびに近くの整形外科にかかり、処方された痛み止めの薬を飲んだり、湿布薬を貼《は》ったりしてしのぎ、運動療法も行っていました。ひざの水を抜き、ヒアルロン酸の関節内注射をして、痛みが和らいだからと旅行に出かけたものの、旅先で歩き回ったら痛みが出て、友人たちに気を遣わせてしまったこともありました。

しかし、年を追うごとに薬や注射がだんだん効かなくなり、痛みが強くなってきたのです。最近では階段の上り下りも難しく、1人で外を歩くのが不安になってきました。杖《つえ》を使って、なんとか自力で歩くよう努めましたが、買い物や家事など、できないことが増えるばかりです。「このままでは車イスの生活になるかもしれない」と危機感を募らせた佐々木さんは紹介状を持って当院を受診しました。

佐々木さんは外から見ただけではっきりとわかるほどO《オー》脚《きゃく》になっており、ひざの変形がかなり進んでいました。画像検査で見ると、両ひざとも関節の内側では軟骨がほとんどなくなり、骨どうしが直接こすれ合っている状態です。この病状では、痛みを解消して自分の足で歩けるようになるためには、人工関節置換術しかないことを説明したところ、佐々木さんも「この痛みが消えるなら」と納得のうえ、手術となりました。

佐々木さんの手術は両側同時に行いました。両側でも片側の場合と手術にかかる時間は同じで、入院が1回ですむため、時間的にも費用的にもメリットがあります。また、手術後の歩行訓練も両側同時に行うことができ、左右に偏ることなく機能回復が図れるという利点もあります。

手術後の腫《は》れが引くとともに痛みはすっかりなくなり、術後6ヵ月ころには杖を使わず、軽快に歩けるようになりました。今では、友人たちと旅行に出かけても元気に歩き回ることができ、周囲に気を遣わせることもなく、楽しく過ごせるということです。

佐々木さんのX線（レントゲン）画像

手術前X線（正面）　手術後X線（正面）

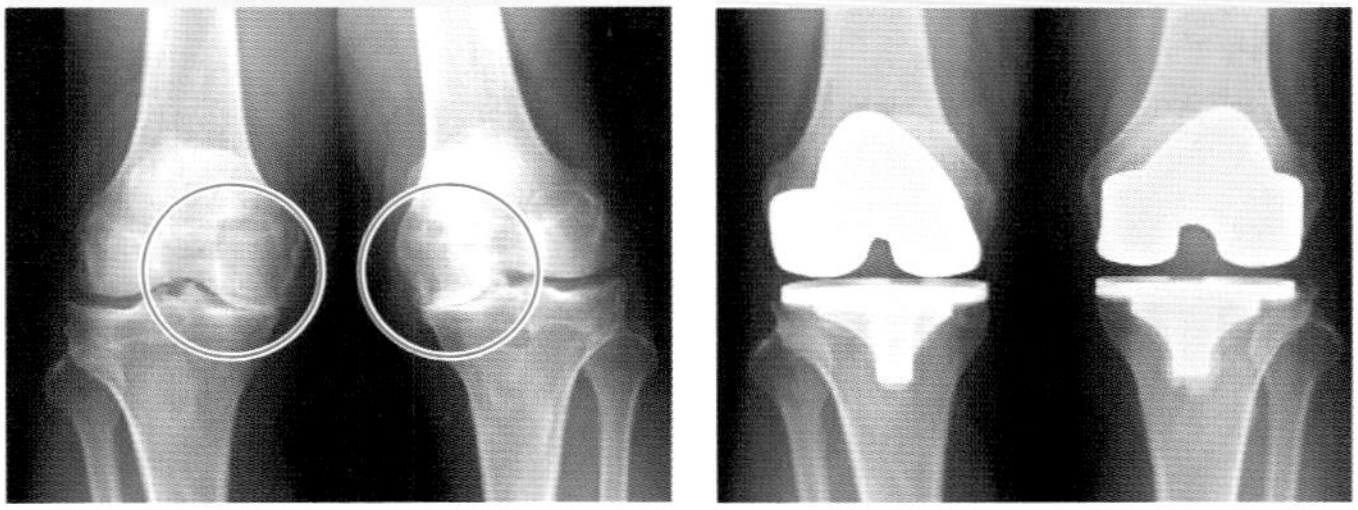

両ひざ内側の軟骨がほとんどなくなるほどすり減り、関節が大きく変形していた。両側同時に人工関節置換術を行い、痛みは消失、杖なしで歩行できるようになった

おわりに

ひざ痛にずっと悩まされてきた患者さんの中には、自分はいつか歩けなくなるのではないかと、人知れず不安を抱く人が少なくありません。しかし、ご安心ください。変形性膝《ひざ》関節症に関する研究は、運動療法の分野でも、治療・手術の分野でも、日々進歩しています。現時点でもすでに、本書で示したように、数多くの有望な対処法がありますし、近い将来、画期的な治療の選択肢をご紹介できるかもしれません。

まずは、**前向きな気持ちを持って過ごしていただきたい**と思います。

ひざ痛は、二足歩行を始めた人間の宿命といえます。私たちが誕生して二足歩行を始めたときから何十年もの間、ひざはずっと体の重みや地面からの衝撃に耐えてくれていました。その**長年にわたる過度の負担、偏った負担を軽減・是正することが、変形性膝関節症の進行予防や痛みの改善につながります。**

大事なことは、**ひざ痛は、ひざ単体の問題ではない**ということです。ひざの状態にだけとらわれていては、ひざ痛の治癒は望めません。みなさんは本書で、ひざと隣り合う足首と股《こ》関節の柔軟性を高めることがひざの負担の軽減につながること、太ももを強化して体幹（胴体）を安定させることでひざの軟骨がすり減る横ブレ現象「スラスト」が抑えられることを学びました。スムーズな曲げ伸ばしにはひざのお皿の可動性が重要で、ひざをピンと伸ばし切れることが負担の軽減に重要なことも知りました。

そして、ひざの周囲には、何ヵ所もの発痛ポイントがあり、**「今あるひざ痛」**を自分で除く対処法もお伝えしました。ぜひこれらの**「1分ほぐし」**を続けて、**「ひざの正しい使い方・動かし方」**そして**「ケア法」**を学び、ひざ痛の緩和に役立ててほしいと思います。

難しいことは何も必要ありません。**頑張りも不要**です。本書の1分ほぐしは、どれも拍子抜けするほど簡単で、長続きさせやすいものばかりを厳選しました。ぜひ継続してお試しください。

もし1分ほぐしなどのケアで改善が見られないときは、お近くの信頼できる、**ひざ治療を専門とする整形外科医**にご相談ください。ひざの状態をくわしく調べて、あなたにとって最適と思われる治療を提案してくれるでしょう。みなさんのご回復をお祈りしています。

東京医科歯科大学大学院運動器外科学（整形外科）教授　古賀英之

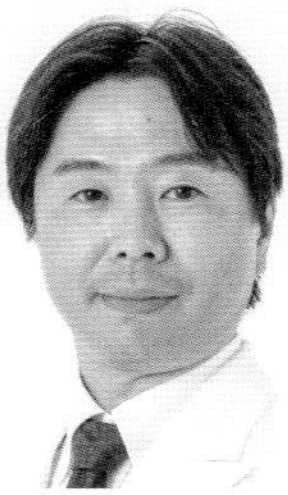

著者

古賀英之 （こが　ひでゆき）

東京医科歯科大学大学院運動器外科学（整形外科）教授

1999年東京医科歯科大学医学部医学科卒業、同大学整形外科入局。2008年東京医科歯科大学大学院医歯学総合研究科運動器外科学分野博士課程修了、ノルウェーOslo Sports Trauma Research Centerに留学。2010年東京医科歯科大学大学院医歯学総合研究科軟骨再生学分野助教。2012年東京医科歯科大学大学院医歯学総合研究科運動器外科学（整形外科）分野助教、2016年同講師、2017年同准教授を経て2020年より現職。ひざ関節の荷重分散機能を担う半月板の再生と治癒促進の研究に従事。逸脱した半月板を治療する世界初の手術法である関節鏡視下セントラリゼーション法の開発、セントラリゼーション法を骨切り術と組み合わせた新しい関節温存術の開発など新術式の開発・研究に当たるほか、世界最先端の前十字靱帯再建術や人工膝関節の両側同時手術を手掛け、スポーツ医学の観点からは運動療法などによる変形性膝関節症の予防的介入についての研究にも熱心に取り組む。日本整形外科学会代議員、日本膝関節学会理事、日本スポーツ整形外科学会理事、日本臨床スポーツ医学会代議員、日本臨床バイオメカニクス学会評議員のほか、IOC（国際オリンピック委員会）の病気・障害予防の国際諮問委員会の学術委員などの要職を務める。専門医向けの編著書多数。

運動を頑張らなくても
ひざ痛がよくなる１分ほぐし大全

2023年10月11日　第１刷発行
2024年２月27日　第３刷発行

著　　者　古賀英之
運動指導　本橋恵美（コンディショニングトレーナー）
編 集 人　飯塚晃敏
編　　集　わかさ出版
編集協力　酒井祐次　瀧原淳子（マナ・コムレード）
装　　丁　下村成子
イラスト　前田達彦　マナ・コムレード
撮　　影　文田信基（fort）
モ デ ル　Alisa
発 行 人　山本周嗣
発 行 所　株式会社文響社
〒105-0001　東京都港区虎ノ門２丁目２－５
共同通信会館９階
ホームページ　https://bunkyosha.com
お問い合わせ　info@bunkyosha.com
印刷・製本　株式会社光邦

ISBN 978-4-86651-679-0

本書は専門家の監修のもと安全性に配慮して編集していますが、本書の内容を実践して万が一体調が悪化する場合は、すぐに中止して医師にご相談ください。また、体調や疾患の状態には個人差があり、本書の内容がすべての人に当てはまるわけではないことをご承知おきのうえご覧ください。本書の内容は発行日時点の情報に基づいています。